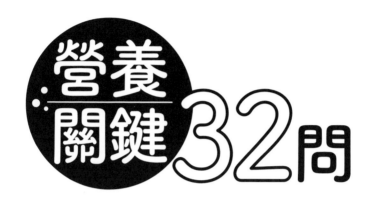

營養關鍵32問

破解飲食迷思與不實傳言，
蔡營養師的健康生活 Q & A，教你這樣吃最健康

蔡正亮 —— 著

Contents

Chapter 1 　似是而非「聽說篇」

Chapter 2　婆媽實用「廚房篇」

Chapter 3 原來如此「食安篇」

前言

筆者的第一本書《營養師教你不用怕：用實證科學破解 27 個常見飲食迷思》於 2018 年 4 月出版。書中引述大量科學文獻、融會貫通，以深入淺出的方式，破解每一篇飲食迷思。在第一本書出版之後，筆者也開始著手經營 FB 粉絲專頁「蔡營養師的大搜查線」，對於民眾所關心的營養問題，與個人寫作的熱情從未停滯過。

近來，不難發現「假新聞」的新聞充斥在各大媒體版面，最新營養的科學實證與迷思也不遑多讓，尤其當訊息來自國外的頂尖專家背書，民眾常有「國外的月亮比較圓」的心態，一窩蜂的跟隨（或抵制），讓筆者更有捨我其誰的動力，發揮個人追根究柢的研究精神，目的就是希望能夠終止人云亦云的謠言，帶給國人更健康受用的營養觀念與資訊。

這一年來，筆者透過與粉絲朋友的互動與回饋，深切瞭解民眾在意的生活飲食問題，以及一些長年困惑不已的營養迷思：好像 A 說得也對，B 說得有理，就是不知道，誰是真，誰是假。很高興在遠流出版社的鼓勵下，讓筆者繼續揮灑寫作的熱情，出版這第二本書。此期間，筆者也一改第一本書較生硬、科學文獻整理的方式，而開始嘗試另一種對話的寫作風格，更自詡成為生活中的「飲食偵探」，找出更多營養的冷知識。

　　本書將藉由三位人物：潘妮、沈媽及 Q 妹，分別代表 6 年級、4 年級及 9 年級的發問者，就像是你我身邊關心飲食健康的家人，透過與蔡營養師的生活對話，將大家想問的、想知道的，或沒想過的營養冷知識，都透過一問一答展現出來。

　　本書搜查的 32 個營養關鍵與迷思，通常教科書不會提到，卻都與你我的生活經驗息息相關。如：「不鏽鋼便當盒到底安不安全？」「反式脂肪有分天然及人工的？」「大家都說吃維他命 B 群治嘴破？」「為什麼吃奇異果會舌頭癢、耳朵癢，有沒有方法改善？」……等諸如此類常見的生活疑問，在此，期許自己不僅是「營養師」的身分，更重要的是能發揮「搜查家」的精神，將這些大家從沒想過的，卻又好奇的飲食議題，逐一搜查到底並釐清真相。

　　《營養關鍵 32 問：破解飲食迷思與不實傳言，蔡營養師的健康生活 Q&A，教你這樣吃最健康》希望能承襲「蔡營養師的大搜查線」FB 粉絲團的親民風格，針對飲食迷思進行破解。以生活實例作為切入點，並且透過對話的文章類型，投射多數讀者內心話，並以「蔡營養師」角色，不厭其煩、娓娓道來，成就一篇篇化繁為簡，淺顯易懂的生活營養家庭百科。

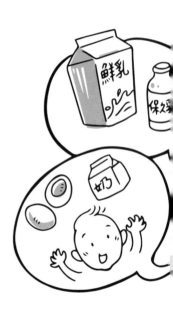

潘妮

6 年級生，新女性代表。任職金融業投資顧問，已育有 1 歲半的女兒芸芸及 4 歲大兒子威爾。是一位懂得處理家務、又能應付工作，追求時尚與健康兼具的「強人媽咪」。

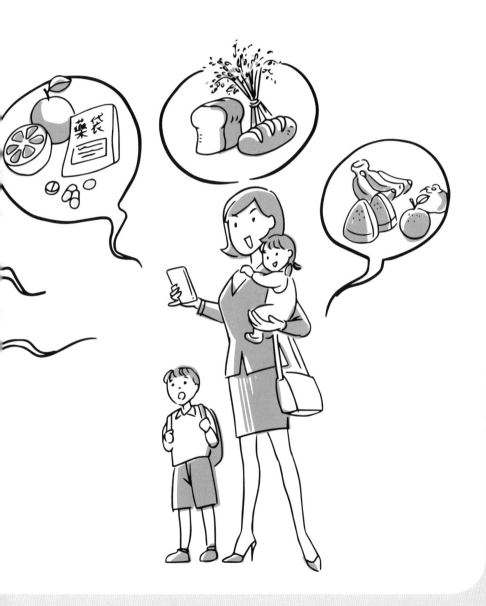

01

聽說服藥期間不能喝「葡萄柚汁」，真的嗎？其他果汁有沒有限制呢？

營養常識
隨堂考

服藥時，最好不喝葡萄柚汁，以避免藥物中毒，其他果汁就沒有限制，不需要擔心？

Yes　　No

Key Words　　葡萄柚汁，藥品說明書，仿單，食品藥物交互作用，細胞色素 P450

蔡營養師診聊室

潘妮：

蔡營養師，我請教您，吃藥不能喝葡萄柚汁，對不對？那天我帶我媽去吃 buffet，現場提供了各種現打果汁。我媽習慣在餐後服用一顆降血壓藥，可是，我總覺得有點不對勁，因為我看她已經先喝了一杯葡萄柚汁，所以當時我就阻止她吃藥，我媽還說我小題大作，說她只喝一點點葡萄柚汁，不會有問題的⋯⋯

蔡營養師：

潘妮，其實妳做得很對。大多數的藥物若跟葡萄柚汁同時食用會互有干擾，伯母吃藥配葡萄柚汁，其實是很危險的。

印象中，每回在看診後到藥房拿藥，藥袋上會註明「禁止喝葡萄柚汁」，也不能吃葡萄柚，這是為什麼呢？

潘妮

 是的，簡單來說，葡萄柚汁的成分，會讓人體腸道中存在的一種屬於「細胞色素 P450」的解毒酵素「CYP3A4 解毒酵素」失去活性。這種解毒酵素一旦被干擾，就無法發揮正常作用，體內藥物的分解代謝就會變慢，最後造成體內累積過多的藥物，而造成中毒。這種情況，我們稱之為食物與藥物之間的相互干擾。嚴重者會產生藥物中毒，而中毒又可能引起肌肉、肝臟、腎臟傷害。

蔡營養師

 所有藥物都會受到葡萄柚汁影響嗎？

潘妮

 並非所有藥物都會被影響。不過，葡萄柚汁干擾的藥物類別是廣泛的，例如：治療高血脂的降膽固醇藥物（Statin），某些高血壓用藥、類固醇藥物及治療心血管疾病的用藥……等，因為影響的藥物種類眾多，吃藥前，最好事先詢問醫師及藥師，是否應注意避免飲用葡萄柚汁及食用含有葡萄柚成分的任何食物。

蔡營養師

 新鮮的葡萄柚也會影響藥效，不是只有果汁而已啊？

潘妮

蔡營養師

是的，依照 2013 年美國藥師學會指引，任何含有葡萄柚成分的食物都要避免。甚至連綜合果汁及果醬都要注意，是否含有葡萄柚的成分。

潘妮

若是吃藥間隔 4 至 5 小時後，再喝葡萄柚汁，就沒問題了嗎？

蔡營養師

不，這樣做並沒有幫助。一般來說，在人體內葡萄柚汁與藥物的干擾作用，可以長達 72 小時，即使間隔幾個小時都有風險。最安全的做法是在整個服藥期間，包含開始用藥及用藥結束後，都要避免飲用葡萄柚汁或吃葡萄柚。

另外，美國食品藥物管理局（**USFDA**）在 2017 年也特別針對果汁與藥物的干擾作用，提出指引說明。服藥前，除了可事先詢問醫師及藥師之外，更重要是，請務必注意藥袋上的資訊，看看有沒有提到類似禁止食用哪一類食物的警語。此外，民眾可能比較容易忽略的是「非處方用藥」（**OTC** 藥品），也就是去藥粧店買的成藥裡，所附的藥品仿單，通常民眾也都沒有詳讀的習慣。

潘妮

什麼是「仿單」？

A 蔡營養師
仿單就是產品說明書。妳買的成藥裡，都會附一張說明書，那一張紙其實非常重要，上面會記載藥品成分、副作用及相關注意事項⋯⋯等。用藥前，請注意上面有沒有提到避免飲用葡萄柚汁或其他果汁。

 Q 潘妮
只有葡萄柚（汁）需要避免嗎？其他水果或果汁呢？

 A 蔡營養師
除了葡萄柚以外，與葡萄柚種類相近的水果，如：柚子（文旦）、塞維利亞橙（常用在進口的橘子果醬，請注意標示成分），柚橘（葡萄柚與柑橘的混合品種），也可能與多數西藥產生干擾，最好也避免食用。

以下**4**種果汁也請特別注意：柳橙汁、青檸檬汁（萊姆）、蘋果汁及蔓越莓汁，這些也被認為會干擾某些特定藥物，降低藥物效用。

 Q 潘妮
哇！連我愛喝的蘋果汁也會干擾？

 A 蔡營養師
請不用擔心，這些果汁只對極少數、特定的藥物產生干擾。如：蔓越莓汁與抗凝血劑（如：Warfarin）干擾，減少藥物效用。蘋果汁與減緩過敏症狀的抗組織胺藥物（如：Fexofenadine）干擾，而降低藥效。

總之，吃藥不能怕麻煩，最後送妳「三千萬」，肯定有很大的幫助。

本次搜查結論

1. 千萬要記得：葡萄柚汁仍容易與多數藥物（特別是西藥）產生交互作用，增加藥物中毒的風險性。服藥期間，避免食用葡萄柚及所有可能含葡萄柚成分的食品是最一勞永逸、安全的方式。

2. 千萬要詢問：領藥前可詢問醫師或藥師，注意哪些食物必須避免食用。

3. 千萬要閱讀：領藥或買成藥時，請注意藥袋及仿單（藥品說明書）的資訊，留意哪些食物必須避免食用。

4. 特別說明：目前有些學者專家持不同看法，認為「葡萄柚汁與西藥的交互作用，僅侷限部分藥品，且不如以往的嚴重。所以在食用限制上無需過分嚴苛，倘若因此限制水果攝取，等同也放棄某些營養價值來源，頗為可惜」。惟藥物在人體的代謝機轉複雜，基於用藥安全，任何可能會影響交互作用的食物，服藥前，請務必閱讀仿單及諮詢藥師或醫師意見。

02

空腹吃水果會傷胃，肚子最好先墊一些食物，再吃水果，這個說法合理嗎？

營養常識
隨堂考

長輩認為，水果屬性寒涼，空腹吃水果易造成腸胃不適，所以水果最好飯後吃？

Yes　　No

Key Words　空腹、鉀、鎂、電解質、滲透壓、胃食道逆流、芸香科柑橘屬水果

蔡營養師診聊室

這天，潘妮在親子討論區，看見某位版媽 PO 的訊息，這個訊息告訴所有媽咪，不要讓小朋友空腹吃水果。為了確保訊息正確，潘妮特別找蔡營養師來解答！

潘妮：

蔡營養師，老一輩的人都說要「飯後吃水果」，但近幾年，也聽過「飯前吃水果」的說法，說如果空腹吃水果，反而能增加維他命的吸收。但是，我最近聽到一則消息說，水果最好在飯後吃，空腹別吃水果。我完全搞混了，空腹吃水果有什麼不對嗎？像我肚子餓的時候，我就會來一根香蕉，既有飽足感，吃水果也不怕胖。

說著說著，潘妮從手機秀出一張長輩圖，上面寫著：台語有一句俗諺叫：「暗時呷西瓜，半暝仔反症」，意思是指「事出突然」。在老一輩觀念裡，水果只能在特定的時間吃，例如在三餐飯後，絕對不能在空腹期間食用。甚至，以中醫觀點，也認為部分水果屬性寒涼，體質虛弱者於空腹食用，可能引起腸胃不適。

蔡營養師：

潘妮，其實以營養科學的觀點來看，水果在任何時間都可以食用，並沒有只能在特定時間吃這樣的說法喔。

潘妮

某些水果吃起來特別酸，像：奇異果、檸檬、橘子、鳳梨、小蕃茄、草莓……等等，如果空腹吃這些過酸的水果，會不會刺激胃，甚至會把胃酸給蓋過去了？

 蔡營養師

確實，水果含有天然的有機酸，如：含「檸檬酸」較多的水果有檸檬、鳳梨及草莓……等，含「蘋果酸」較多的有蘋果及香蕉……等，含「酒石酸」較多的有葡萄及酪梨。新鮮水果所含的有機酸非常微量，而人體的胃有著精密奧妙的設計，正常的胃壁黏膜，本身就是一座保護屏障，不會在空腹情況下，因少量的有機酸攝入而受到破壞。更何況，胃本身製造的「胃酸」pH 值更低，酸度比水果的有機酸還強烈，所以這樣的擔心是不必要的。所以說，任何時間吃水果都沒有問題，水果進入我們消化道後，體內會有足夠的酵素去分解食物。

 潘妮

那有特別例外，或需要注意的嗎？

 蔡營養師

有的。以消化生理學來看，如果一次攝入大量的高鉀水果或果汁，在空腹情況下，也就是沒有「蛋白質」或「油脂」存在時，會讓胃排空的速度較快，食物就會快速進入小腸。

潘妮

不好意思，蔡營養師，什麼是「胃排空」呢？

蔡營養師

「胃排空」是指食物停滯在胃部消化後，將消化到一半的食物殘渣，排入到腸道的過程。有些水果含有大量的「鉀」跟「鎂」這兩種礦物質，它們同時也是電解質，與調控細胞內外液的滲透壓有關。當大量的鉀、鎂離子進入小腸，就可能引起腸道細胞滲透壓的改變，造成人體的不適，並出現如腹絞痛、腸蠕動加快等症狀。因此，若要在空腹時吃水果，請適量即可。例如有些高鉀水果：香蕉、奇異果、鳳梨、釋迦……等，這些水果就不宜在空腹時吃太多。通常，兩份以下（女性成人的一個拳頭大小）都是可以接受的。

潘妮

原來如此，難怪之前我用低澱粉減肥時，好幾次午餐都是以兩根香蕉配一個奇異果解決一餐，但每次這樣吃，我的肚子就會覺得有點怪怪的。

蔡營養師

是啊，那就是一次攝入大量高鉀水果的緣故。再來，另一種情況是「胃食道逆流疾病」（GERD）的朋友們，當食用含有檸檬酸較高的柑橘類水果（也稱為「芸香科柑橘屬」水果），如：柳橙、檸檬、葡萄柚等，就有可能加劇「胃液反酸回流」，而造成下食道的傷害。有胃酸容易回流的朋友，進餐前後的一小時內最好避免食用這一類的水果。

本次搜查結論

1. 人體正常消化器官是精密奧妙的，所以對多數健康成人來說，水果在任何時間都可以吃。在營養科學的觀點裡，並沒有所謂禁忌或特定的食用時間。

2. 唯一要注意是有些敏感族群，如果一次攝入大量的高鉀水果，可能會有腸胃不適的情況，最好的方法就是不宜過量。

3. 在一些特殊生理狀況下，空腹食用水果，可能會影響血糖穩定或易引起胃液反酸回流的反應，有以下情況的朋友，就應避免空腹食用水果。如：
   （1）需要控制血糖者。
   （2）胃食道逆流疾病。
   （3）醫師建議需要限鉀飲食者，如腎臟功能不全、充血性心衰竭者……等。

國外流傳的說法，多喝檸檬水或萊姆汁可以降低腎結石或尿路結石，是真的嗎？檸檬跟腎結石有什麼關係呢？

營養常識
隨堂考

若不喜歡喝酸檸檬汁，可以改喝水、果汁、淡茶、咖啡等⋯⋯維持每日足夠的排尿量，也是預防結石的好方法？

Yes　　No

Key Words　　腎結石，檸檬酸，鉀，草酸，草酸鈣

蔡營養師診聊室

這一天，潘妮在手搖杯飲料店買飲料，正好遇見蔡營養師。

蔡營養師：潘妮，妳來買飲料啊？

潘妮：對啊，我買了金桔檸檬汁，要帶回去給我們家大爺喝。我還吩咐店家要多放 10 c.c. 檸檬汁呢！

蔡營養師：哇，妳先生喝這麼酸？

潘妮：可不是嗎？我們家大爺的腎結石又復發了，上星期才在醫院做完體外震波，取出碎石。有次，我上網看國外論壇，鼓勵有腎結石體質的人，應該多喝些檸檬汁、萊姆汁，説是可以減少腎結石的復發。

Q
潘妮

國外流傳喝「檸檬汁」可以改善腎結石，這樣的說法有根據嗎？我們家大爺很怕酸的，但為了他的健康，我也得逼他喝！

 A
蔡營養師

我聽過這個說法，也看過類似的研究文獻。主要是因為檸檬有兩種特別成分，一種是天然的有機酸「檸檬酸」，另一種是礦物質「鉀」，這兩種成分相輔相成，發揮了作用。臨床上，不論是腎結石或尿路結石，國內外都以「草酸鈣」占最大宗。草酸鈣腎結石的朋友，經過尿液分析，多半有以下三個特徵：（1）自發性高尿鈣，（2）自發性高草酸尿，再來就是（3）尿液中的檸檬酸過低，又稱為「低檸檬酸尿」（Hypocitraturia）。

 Q
潘妮

什麼是「低檸檬酸尿」？我還是第一次聽到這個名詞。

 A
蔡營養師

檸檬酸存在多數的蔬果中，它是一種天然的有機酸，一旦人體攝取過多，就會從尿液中排出。尿液的功能除了排除多餘的水分、身體不必要的雜質之外，另一個很重要的功能就是維持體內的酸鹼平衡。

 Q
潘妮

但檸檬酸跟草酸鈣結石有什麼關係呢？

重點來了！如果尿液中排出的「檸檬酸」較高，可以結合尿液中的鈣質，有點像競爭性作用，避免尿鈣濃度飽和，以減少草酸鈣在尿液中的形成。再來，研究也發現，如果尿液中的草酸鈣已經形成，檸檬酸也可與「草酸鈣」形成一種複合體，減少「草酸鈣」自己本身結晶的累積。

這道理是不是有點像，小沙粒越滾越多，就形成小石頭，當小石頭越滾越多，就形成大石頭，最後大石頭堆積，就產生了結石。

是的，妳的比喻很貼切。簡單來說就是，檸檬酸在尿液中，能夠減少「草酸鈣」的結晶形成。另外，多數的蔬果富含一種礦物質「鉀」，它是一種陽性離子。自然界的檸檬酸比較少單獨存在，多會和礦物質結合在一起。例如，檸檬酸鉀（Potassium Citrate)，檸檬或萊姆本身存在豐富的「檸檬酸鉀」，呈現弱鹼性，pH 約 7 到 9 之間。當我們從水果攝取較多的「檸檬酸鉀」，排入尿液的時候，就可以降低尿液酸度，提高鹼度。

提高尿液的鹼度，對身體有什麼幫助？

在弱鹼性的尿液環境下，比較不利於草酸鈣、磷酸鈣……甚至是尿酸結晶的形成，本身有腎結石體質的人，提高其尿液鹼度，將有助於減少腎結石的復發機會。

所以，喝檸檬汁來改善腎結石的說法，其實是有根據的。

是的，高含量的「檸檬酸鉀」，在臨床上就是一種減緩腎結石症狀的藥物。另外，手搖杯飲料店為求方便，大多使用商業用的「檸檬濃縮汁」，如果能使用新鮮的檸檬或萊姆加水，自己 DIY 做成檸檬茶也很棒。如果覺得太酸，還可以加少許的蜂蜜調味。

檸檬濃縮汁不好嗎？

應該這麼說，自己親手做的新鮮檸檬水或茶，我們可藉此提高液體攝取量，在這鼓勵成人每日至少飲用 2000 c.c. 的液體，喝水最好，若不愛喝水，至少果汁、淡茶、咖啡等……這些液體多攝取一些，也是可以接受的。盡可能讓尿液色澤接近淡黃色或透明。足夠的液體攝取是首要關鍵，此外，新鮮水果也能提供比較豐富的「鉀」。喝水之外，也要多吃些新鮮的水果，如此，才能發揮兩者相輔相成的作用。

本次搜查結論

1. 天然的檸檬或萊姆含有「檸檬酸」及「鉀」兩種主要成分，可以在尿液減少「草酸鈣」的再結晶生成。「鉀」也可以降低尿液酸度，提高 pH 值。中性到弱鹼性的尿液環境，不利於草酸鈣結石、尿酸結石之形成。

2. 針對有草酸鈣結石的朋友，平日不妨鼓勵飲用 2000 c.c. 以上的檸檬水或檸檬茶（不耐酸的朋友，可視情況加少許蜂蜜調味），以維持足夠排尿量，降低尿液中的草酸濃度。讓尿液隨時保持在淡黃色或透明，是預防腎結石形成的生活好習慣。

04

聽說「保久乳」營養價值較低，也不夠新鮮；
也有人說，保久乳有加防腐劑，才可以放很
久都不會壞？到底真相為何？

營養常識
隨堂考

「保久乳」與「鮮乳」殺菌方式不同、風味不
同，但營養價值是一樣的？

Yes　　No

Key Words　鮮乳，保久乳，防腐劑，超高溫瞬間殺菌法（UHT），無菌充填

蔡營養師診聊室 🦻

潘妮：

我們家老大威爾今年上大班了，我想給他每天帶一瓶牛奶到學校喝，補充鈣質。我也知道鮮奶放置室溫下最好不要超過半小時，所以會叮嚀威爾快點喝，但他就是愛玩，經常玩過頭，等到想起來時，牛奶也壞了，有一次喝了還拉肚子。

潘妮：

最近在想是不是改帶保久乳，可以放比較久？可是我看鮮乳的保存期限都只有二個星期，而且還要冷藏在 7℃ 以下。保久乳不但不用冷藏，保存期限有半年之久，是因為放了防腐劑嗎？

蔡營養師：

唉，很多媽咪們都有這樣的誤解。

蔡營養師，究竟喝鮮乳比較好，還是保久乳比較好呢？

潘妮

鮮乳跟保久乳的營養價值差不多，沒有誰比誰好的問題。

蔡營養師

鮮乳真的那麼容易壞嗎？

潘妮

是的，牛奶富含蛋白質、脂肪及許多維他命，對病原菌來說，是非常「營養」的生長環境。一般畜牧場現擠，且尚未加熱殺菌的「生乳」，可能含有潛在病原菌，不建議直接飲用。而超商所購買的「鮮乳」，則是指生乳經過高溫殺菌（最低要求是至少 60 ～ 70°C 以上）再迅速冷藏至 7°C 以下，避免細菌繁殖。

蔡營養師

所以，鮮乳的冷藏真的很重要！

潘妮

沒錯，鮮乳最怕就是一些腐敗菌，記住，「溫度」及「時間」這二個因素非常重要。一般室溫約 23 ～ 26°C，是「中溫型腐敗菌」喜愛的生長溫度，隨著放在室溫的時間越久，也會提高細菌的繁殖與生長。大量的腐敗菌會分解牛乳中的「乳醣」，因而產生大量乳酸。乳脂肪也會被腐敗菌分解，產生許多片段的「短鏈脂肪酸」，這也是為什麼鮮乳放久了，會有酸敗、不良的氣味。

蔡營養師

Q
潘妮

這就是我擔心的，所以我想給威爾換「保久乳」，但我對保久乳的印象不是很 OK。聽一些媽媽說，它可能添加防腐劑，才可以放這麼久都不壞，再來，營養價值好像也較低。

A
蔡營養師

這完全是錯誤的觀念！首先，不是所有食品都能放防腐劑，防腐劑在台灣是以「食品添加物」管理，依法來說，防腐劑只能在特定的類別使用，而所有乳製品是不能放防腐劑的（註：奶油並非乳製品），一旦業者加了防腐劑就是違法。再者，保久乳跟一般鮮乳一樣，都要經過高溫殺菌，在台灣，業者使用的加熱方式有三種，分別是「低溫長時間殺菌法，LTLT」（62 ～ 65℃，加熱約 30 分）、「高溫短時間殺菌法，HTST」（70 ～ 75℃，約 15 秒）以及「超高溫瞬間殺菌法，UHT」（120 ～ 130℃，約 2 ～ 3 秒）。前兩種加熱溫度約在 60 ～ 70℃之間，又稱為「巴斯德殺菌」，喝起來比較接近生乳的風味。

Q
潘妮

很多小農場販售的鮮乳，也都標榜低溫的巴斯德殺菌法，原來這樣會比較接近生乳的風味啊！

A
蔡營養師

生乳經過 100℃以上高溫加熱，會產生一種熟乳的焦香味。市面上大規模的乳品業者，多數採用「超高溫瞬間殺菌法，UHT」來加熱。保久乳也是採用這種方法殺菌，

但有些業者，會讓保久乳的殺菌溫度更高，達到 150°C。
此外，與鮮乳不同的是，保久乳還要再經過一道工序叫
「無菌充填」包裝。市面上賣的保久乳，跟一般鮮乳的
包裝不太一樣，這可是有學問的喔！

保久乳採用的「無菌包裝盒」，是經過專利設計的，主
要由紙、聚乙烯（PE）、鋁箔三種材質，依不同的比例
組合，可以有效隔絕陽光、空氣、濕氣及外來病原菌。
經過實驗證明，經高溫加熱的牛乳，本身不含病原菌，
而無菌充填後的牛乳，則可以防止病原菌生長，不需冷
藏。在未開封的情況下，保久乳的保存期限最長甚至可
以長達 9 個月。

至於鮮乳呢，一般是以紙類（佔比 80％）的紙盒來包裝。
材質比較單純，與保久乳的「無菌包裝盒」比起來，隔
絕外界的防護能力是不夠的，因此才要冷藏在 7°C 以下，
避免微生物繁殖。鮮乳在未開封下保存期限約 2 週。

Q
潘妮

**聽起來，保久乳的營養價值比較低吧？畢竟，鮮乳是剛
剛擠好的牛乳，肯定是比較新鮮的？**

A
蔡營養師

牧場的生乳產出，經過處理，再送到消費者的手上，以
時間來比較，確實是鮮乳比較新鮮。但其實，鮮乳與保
久乳的營養價值是差不多的。不論是蛋白質、必須胺基
酸、鈣質、維他命……等，兩者都沒有太大的差異。

Q
潘妮

既然兩者的營養價值差不多，那為什麼大家比較常喝鮮乳，不是保久乳呢？

 A
蔡營養師

依我個人來看，還是跟個人的消費習慣有關。一般消費者偏好「新鮮」的產品，在超市貨架上選購鮮乳（或任何飲品）時，有些人還會「特地」拿放在最後一排的，因為內行人都知道，放越後面的越新鮮。

再來就是口感問題。一般人喝牛奶的習慣，要不就是很冰，要不就是喝熱牛奶，對於常溫的牛奶，接受度反而比較低，比較喝不慣，甚至會有牛奶是否壞掉了的錯覺……，所以保久乳的普及性並不高。

其實，保久乳不需冷藏，現在還有低脂的可以選擇，不管攜帶或保存都是很方便的。

 ## 本次搜查結論

1. 保久乳在室溫下能存放較久的時間，製作時，將生乳以「超高溫瞬間殺菌法，UHT」，在數秒之間加熱到約 120 ～ 130℃ 之間，之後再利用無菌充填技術，使用特殊設計的無菌包裝，常溫保存可達半年之久。

2. 保久乳除了風味與鮮乳稍微不同之外，不論是蛋白質、鈣質、維他命……兩者的營養價值是差不多的，適合長時間保存、攜帶外出飲用，如露營、郊遊等。

05

嬰兒開始吃副食品時，像雞蛋、牛奶等易導致過敏的食物，最好等一歲以後再吃，才不容易養成「過敏體質」，真的是這樣嗎？

營養常識
隨堂考

未滿一歲的寶寶，因免疫系統尚未發育完成，不能吃蜂蜜或添加蜂蜜的食品？

Yes　　No

Key Words　過敏體質，副食品，過敏原，蛋白，後天性免疫

蔡營養師診聊室

潘妮：

蔡營養師您知道的，我是親子論壇的版主，常看到媽咪們在討論，要提早給寶寶吃副食品，但像雞蛋、牛奶，如果太早給寶寶食用，反而容易讓寶寶產生過敏現象。網路上的資料眾說紛紜，有的媽咪說，這是以前的說法，現在早就不這麼認為了，真的是這樣嗎？甚至還有蛋黃可以先吃，但是蛋白要一歲後才能吃的說法，因為沒有答案，到現在我們家的芸芸一歲半，雞蛋跟鮮奶，我都很少讓她吃。

蔡營養師：

寶寶什麼時候開始吃副食品，一直是困擾媽媽的問題。以往的確有許多媽媽擔心太早吃副食品，寶寶腸胃發育尚未完全，容易有消化不良或過敏的問題，太晚吃，又有鐵質攝取不足的缺點。

Q
潘妮

為什麼會有讓寶寶延遲接觸某些含過敏原食物的說法呢？

 A
蔡營養師

在早期一、二十年以前，國外就有這樣的說法。就理論上來看，嬰兒（0～6個月）或較大嬰兒（6～12個月），免疫系統尚未成熟，免疫細胞正處於辨識的學習階段。寶寶食用含過敏原的食物，如：牛奶、雞蛋、大豆、小麥、花生、堅果及海鮮類……等，體內尚未成熟的一種免疫細胞，如「後天性免疫」（或「特異性免疫」），就會「辨識」並「記憶」這些過敏原。因此，有些專家認為，在幼兒階段（一歲以後），一旦過敏原進入體內，免疫系統就會迅速反應，產生抗體，而形成不必要的發炎反應及過敏症狀。也因此才會有讓寶寶「延遲」接觸這些過敏原食物，延至一歲後才接觸的說法。

 Q
潘妮

我還聽過，光是一個蛋，就要分階段吃：0～6個月嬰兒吃全母奶，6個月後的較大嬰兒可以給蛋黃，然後一歲後的幼兒才能吃蛋白，這說法是有根據的嗎？

 A
蔡營養師

不，應該說，以上只是推論與假設。但是，近幾年，歐美的研究結果並未證實這樣的說法。

Q
潘妮

這是什麼意思呢？

 A
蔡營養師

簡單來說，以前專家認為，等到小朋友的免疫系統發展比較健全時（如一歲後的幼兒階段），再來接觸牛奶、雞蛋、大豆、小麥、花生、堅果及海鮮類等含過敏原的食物，才比較不容易形成過敏。但這樣的說法，其實是沒有科學研究證實的。近來許多研究否定了這個說法。所以，2015 年「美國過敏、氣喘與免疫學會」特別在小兒營養專欄說明了一個重點。延遲接觸過敏原食物（如讓一歲以後的幼兒才接觸牛奶、雞蛋等），並不會產生保護作用的。反而是 6 個月後的較大嬰兒，應該更早鼓勵開始接觸副食品，才能減少未來過敏體質的發生機會。

 Q
潘妮

所以，蔡營養師，我可以這麼說嗎？6 個月大後的較大嬰兒，要準備進入副食品階段時，事實上，雞蛋、牛奶等過敏原食物，不需刻意延後或避免？

 A
蔡營養師

是的，只要父母沒有食物過敏的病史，或嬰兒的兄弟姊妹未曾有過食物過敏的前例，其實，都不用刻意「限制」或「延遲」哪一類食物。

Q 那開始接觸副食品，要注意什麼呢？
潘妮

A 給予副食品的時間點，要看每個嬰兒的狀況。一般來說，
蔡營養師 通常在嬰兒 4 ～ 6 個月時，就可以接觸了。剛開始呢，
可以先從米糊、蔬菜泥、紅蘿蔔泥、少量的澱粉開始食
用，用一個小湯匙餵食，初期一天嘗試一種，每種嘗試
一次，並觀察嬰兒情況（如皮膚是否發癢、起疹子？）
若無任何異狀，就可慢慢增加副食品的量。每次評估約
3 ～ 5 天，情況良好，就可增加種類。

一般來說，蔬菜類、水果類、奶類、蛋類、豆製品類，
肉類及全穀類，都可以嘗試。提早讓寶寶適應副食品，
可以訓練寶寶對食物的接受度。另外，在選擇副食品時，
很重要的一點是，未滿一歲的寶寶要避免接觸蜂蜜或含
蜂蜜的食物，那是因為蜂蜜很容易受肉毒桿菌的芽孢汙
染，對嬰兒尚未健全的免疫系統來說是一大風險。而在
營養素方面，嬰兒在 6 個月大後，體內鐵質的儲存開始
降低，光靠母乳，其鐵質的供給會不及嬰兒快速生長所
需，所以鼓勵提早接觸副食品，讓嬰兒更早適應，逐步
增加食物種類，水果類、米湯、或果汁都不錯。當嬰兒
適應良好，就可進一步接觸雞蛋、肉類、動物肝臟或肉
泥，從中獲取良好的鐵質來源。

本次搜查結論

1. 近來的研究顯示，鼓勵 4 ～ 6 個月時的寶寶，提早接觸
   副食品，對於未來減少食物過敏原的體質發生，有其正
   面幫助。針對雞蛋、牛奶等「過敏原食物」延遲到一歲
   後才接觸，這樣的說法其實是欠缺科學佐證的。

2. 只要父母或嬰兒的兄弟姊妹沒有特定的食物過敏病史，
   所有食物都應該被鼓勵作為「副食品」，但記得，未滿
   一歲的寶寶，千萬不可食用蜂蜜或含蜂蜜的食物。一般
   來說，蔬菜類、水果類、奶類、蛋類、豆製品類，肉類
   及全穀類，都可以嘗試，起初要循序漸進，並且多觀察
   嬰兒的反應，提早讓嬰兒適應副食品，一來可以幫助加
   強口腔的咀嚼能力，二來可以改善 6 個月後的寶寶，體
   內鐵質儲存開始不足的營養問題。

06

經常不吃早餐或長時間節食，容易有「膽結石」，為什麼？

長期低熱量、低脂肪的飲食方式，也可能增加膽結石的風險？

Yes   **No**

Key Words   膽結石，膽囊收縮素，膽汁，空腹，節食，無油或低脂飲食

蔡營養師診聊室

潘妮：

蔡營養師，太好了在這碰到你。為了恢復產前身材，各種飲食方法我都嘗試過了。特別是生了芸芸後都一年多了，距離產前的身材，還有一大段差距，跟我當初生老大時狀況差很多，難道是因為年紀的關係嗎？我平日工作忙碌，本來就很少吃早餐，但我聽説不吃早餐雖然能瘦，卻要付出相對代價，還可能增加膽結石生成的機會，是真的嗎？

蔡營養師：

如果以營養生理學的觀點來看，長期節食的確會增加膽結石生成的風險。

為什麼不吃早餐跟膽結石會有關係呢？我還真搞不懂？

膽結石是指膽囊或膽囊周邊的消化腺體存在結晶性的物體，是一種常見的消化系統疾病。膽囊是儲存膽汁的器官，這種器官很特別，呈橢圓形，有一點像梨子的形狀，周圍則由肌肉膜組成。正常成人的膽囊，直徑大概 7 公分，寬 4 公分。差不多是成人的中指與食指併攏的大小。為什麼說特別呢？是因為膽囊裡面呈現中空狀，主要用來儲存膽汁用，正常情況下，約可儲存 50 ～ 60 c.c. 的膽汁。而膽汁由肝臟製造，人體每天可製造約 400 ～ 800c.c. 的膽汁。

等等，膽囊儲存的容積只有 50 ～ 60 c.c.，肝臟卻每天製造 400 ～ 800 c.c. 的膽汁，怎麼聽起來有點不合理？

很好，潘妮，妳講到重點了。所以膽囊會有「排空」的功能。所謂的排空，也就是膽囊透過周邊的肌肉組織，把儲存的膽汁釋放出來。釋放的膽汁主要是幫助消化飲食中的脂肪。生理學上，我們稱為「乳糜化」（Emulsification）。膽汁的組成 90％是水分，剩下 10％是膽酸、膽固醇、磷脂質、碳酸鹽類及一些礦物質如鈣、鎂組成。我們進食後，吃進去的脂肪因為不溶於水，在進入小腸道消化之前，膽汁就會從膽囊被釋放出來，把

大顆粒的脂肪包裹住，進行乳化作用，以利小腸和胰臟
分泌的脂肪分解消化酵素來進一步消化。

Q
潘妮

**聽起來，我們真不能小看膽汁的功能。飲食中的脂肪，
必須先透過膽汁進行乳化之後才能被消化。所以，我們
每天、每餐吃進去不同的食物時，膽囊都必須待命，準
備「排空」，以便把膽汁釋放出來幫助消化脂肪。**

A
蔡營養師

人體有一套奧妙的消化系統。當我們吃進含有脂肪的食
物時，一旦食物進入十二指腸，就會刺激十二指腸分泌
一種叫做 CCK（膽囊收縮素）的荷爾蒙，這個荷爾蒙透
過神經系統傳達到膽囊，它就會告訴膽囊說，「嘿，有
脂肪進來囉，趕快釋放膽汁吧！」透過這樣的運作，人
體的膽囊就會不斷的排空、釋放，然後再儲存膽汁，形
成一個規律的生理循環。

Q
潘妮

但經常不吃早餐或空腹，跟膽結石有什麼關係呢？

A
蔡營養師

是這樣的，刻意空腹或長時間節食的人，表示他的腸道
長時間沒有食物可以消化，所以，儲存在膽囊裡的膽汁
無法正常排空，而長時間處於濃縮的狀態，膽汁的成分
也因此產生不平衡。因為膽汁中 **90**％以上都是水分，隨

著時間拉長，水分減少時，膽汁淤積過久，無法規律性地排空。其中像是膽固醇過度飽和，與其他的碳酸鹽類或礦物質產生結晶，就可能增加結石形成的風險。

潘妮

原來如此，所以三餐定時真的很重要呢！

蔡營養師

此外，很多朋友為了減重，刻意吃得很清淡，食物都要去油，只用水煮或清燙，其實，飲食中包含適量的脂肪是很重要的一件事。國外有研究曾發現（特別是針對體態肥胖的朋友們），長期低熱量、低脂肪的飲食方式，多半同時限制了脂肪的攝取量，僅占每日總熱量的 10％以下，其缺點是除了脂溶性的維他命 A、D、E、K 吸收不足之外，也可能使膽汁排空頻率下降，增加膽結石的風險。

不過，我還是要再次提醒，造成膽結石的因素很多，其中多半與個人體質與環境因素有關。長期不吃早餐是生活形態上的一個危險因子。另外，短時間內的快速減重，會使體內的代謝產生紊亂，讓肝臟製造較多的膽固醇，膽汁成分比例產生不平衡，可能誘發膽固醇結石的形成，而增加膽結石的風險。

本次搜查結論

1. 膽結石發生的原因很多,與飲食型態有關的因素,包括:
   長時間節食(經常性不吃早餐),使膽汁濃縮時間過久,
   無法規律性地排空,增加結石的風險。因此,養成三餐
   定時定量就能避免這情況發生。

2. 快速減重,或長期低熱量、低脂肪的飲食方式,也可能
   使膽結石風險增加。

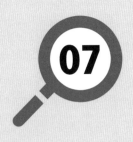

聽說無麩質飲食可以幫助減重，所以許多產品宣稱「無麩質」（Gluten-Free），藉以吸引消費者眼球，但事實的真相是？

營養常識
隨堂考

健康成人刻意吃「無麩質飲食」沒有減重作用，
只有對「麩質」過敏者才需要「無麩質飲食」？

Yes　　No

Key Words 過敏原，麩質，麩質不耐症候群，乳糜瀉，全麥製品

蔡營養師診聊室

潘妮剛從美國旅遊回來,看到超市一堆標榜無麩質的食品,潘妮
特地上網找一些資料,赫然發現許多國外時尚人士也都開始流行
吃「無麩質」飲食。這引起了潘妮的關注。

潘妮:

蔡營養師,我又來請教你囉!聽說國外名人開始流行吃
「無麩質」飲食來減重,幾週內就有成效。現在只要上
網搜尋「無麩質飲食」與「減重」這幾個關鍵字, 就會
跑出很多資料。上周我從美國回來後,也發現有越來越
多的食品強調是「無麩質」,連小朋友喝的奶粉,也強
調「無麩質」,彷彿「無麩質飲食」與「健康」劃上等號。
難道這變成了新飲食趨勢了嗎?

蔡營養師:

潘妮,「網路資料」與「聽別人說」是最不可
靠的來源。讓我先告訴妳,什麼是「麩質」?
還有,到底哪些人該吃「無麩質飲食」?以及
「麩質」其實跟過敏有關,跟減重無關。

Q
潘妮

究竟什麼是「麩質」呢，一般人在飲食上需要特別注意嗎？

A
蔡營養師

麩質（Gluten）是一種廣泛存在於小麥、大麥農作物的一種特殊蛋白質。一般來說，只有極少數人，約 1 ～ 2%（特別以歐美白人居多，亞洲人比較少見）會對「麩質」過敏，只要他們吃到含「麩質」的食物，就會引起嚴重的過敏反應，主要像是：腸道細胞受損，腹瀉、腹痛以及營養吸收不良等症狀，我們稱之為「麩質不耐症候群」或者「乳糜瀉」（Celiac Disease）。

Q
潘妮

所以「麩質」是一種過敏原囉？

A
蔡營養師

是的，這就跟有些人吃到海鮮、貝殼類食物，會產生蕁麻疹或皮膚搔癢是一樣的意思，簡單說，就是過敏。

Q
潘妮

那「無麩質飲食」就是專門給對「麩質」過敏的人吃的飲食嗎？

A
蔡營養師

正是如此。若被檢查出對「麩質過敏」，嚴重者可能產生「乳糜瀉」的症狀，日常飲食就要盡可能減少「麩質」來源，因為一點點的「麩質」，都可能會引起嚴重的腹

瀉反應，造成吸收不良，甚至產生腸道免疫性的疾病。
事實上，約1～2%的族群屬於嚴重的「乳糜瀉」過敏，
腹瀉是常見的症狀。另約有6%的潛在人群，可能對「麩
質」產生較輕微過敏，症狀較輕，通常是輕微的腸胃不
適症。

潘妮

那麼，哪些食物含有麩質呢？

蔡營養師

麩質存在天然穀類裡，以「麥類」為大宗。麥類相關的
家族，如：小麥、大麥、裸麥、黑麥、麥芽及啤酒酵母
都是。以這些原料做成的產品，可說種類眾多。含麩質
最多的食物，就是小麥或大麥直接做成的產品，如：全
麥麵粉做成的義大利麵，或者一般麵粉做成的麵條、麵
包、土司、麥片、饅頭、餅乾……等，其次就是含麵粉
的產品，如：某些醬料（甜辣醬、番茄醬、醬油膏……
等）。而大麥做成的啤酒、麥芽、啤酒酵母、添加麥芽
的阿華田，也都含麩質。而以麵粉的麵筋製成的味素，
也可能含微量的麩質。

潘妮

**哇，種類也太多了吧！難怪有些產品會標榜「無麩質」，
就是要提醒對「麩質」過敏的朋友，避免誤食。**

一般人對「無麩質」的標示或許事不關己，但對那少數 1～2％為麩質過敏困擾的朋友來說，可是攸關健康的善意提醒。特別是，對於嬰幼兒來說，若從小就確診為「麩質過敏」，嚴格來說，已是一種免疫系統疾病，這些嬰幼兒必須專門吃「無麩質配方」食品，因為微量的麩質就可能造成嬰幼兒腹瀉，引起電解質不平衡，甚至危及生命安全。再者，一般嬰幼兒奶粉，有些會添加「麥芽糊精」來增量，而「麥芽糊精」本身就是麩質來源。

潘妮

再請問蔡營養師，吃「無麩質飲食」，到底對減重有沒有幫助呢？

蔡營養師

這其實是穿鑿附會的說法。如同剛才所說，小麥、大麥製品是麩質主要的來源，但製品何其多，如：麵條、餅乾、麵包、土司……等。當妳嘗試吃所謂的「無麩質飲食」時，等於妳必須放棄很多澱粉類製品，甚至加工品，如果飲食來源受到限制，也可能影響總熱量的攝取。到目前為止，我沒有看到吃「無麩質飲食」而有效減重的相關研究。對正常人來說，刻意長期吃「無麩質」飲食，反倒因限制某些全穀類，容易有維他命 B 群及維他命 E 攝取不足的缺點，並不是一個均衡飲食的概念。

本次搜查結論

1. 「麩質」是一種存在於麥類農作物（小麥、大麥、裸麥、黑麥）的特殊蛋白質。通常，約有 1～2％ 少數人對「麩質」過敏，可能引發腸道過敏反應，產生腹瀉。如：乳糜瀉。對於有這種過敏情形的朋友，吃「無麩質飲食」便可獲得改善。

2. 某些醬料為了增加稠度，會使用含有小麥成分的麥芽糊精，例如：甜辣醬、番茄醬、辣醬、烤肉醬、醬油膏……等。因各品牌使用比例不同，內容物標示是由各成分的含量多到少排列，因此除了查看成分標示之外，更要注意排列順序。排序越前面，表示該成分的比例越高。此外，注意產品是否標示過敏原資訊，例如：「本產品可能含有小麥成分」，或「本產品之生產線也曾含使用小麥、黃豆等過敏原之產品」。把握以上兩點的「停看讀」，對麩質過敏者來說，便是一項自我保護的重要小撇步喔！

3. 「無麩質飲食」與「減重」是穿鑿附會的說法。兩者之間沒有關係，只因小麥麵粉製品或全麥製品（如：蛋糕、餅乾、麵包、土司……等），大麥製品（啤酒、麥芽飲料……等）都含有麩質。限制了這些食物來源，無形中也等於限制部分熱量攝取。對一般正常人，沒有必要吃「無麩質飲食」，它不是均衡飲食的概念，反而有維他命 B 群、維他命 E 攝取不足的缺點。

08

體質「冷底」的人，應該少吃屬性寒涼的水果嗎？

Key Words　　四性（寒涼溫熱），寒涼食物，燥熱食物，藥食同源，藥膳料理

蔡營養師診聊室

有句台語俗諺說：「暗時呷西瓜，半暝仔反症」。老一輩觀念認為，多數水果屬性寒涼，空腹或半夜不宜食用，體質「冷底」的人，屬性寒涼的水果要少吃？以現代的營養科學觀來看，這樣的觀念合不合時宜呢？

潘妮：
蔡營養師你看，這是我婆婆給我的「食物溫熱表」。她知道我的體質「冷底」，叫我隨身攜帶，少吃為宜。可是，很多我愛吃的水果都被列為是寒系食物，如：西瓜、奇異果、橘子、香蕉、檸檬，甚至連木瓜、櫻桃都被列為寒系食物。

蔡營養師：
潘妮，要吃水果之前，還要看這張表來選擇哪些可吃，哪些不可吃，豈不累人？

Q
潘妮

蔡營養師你有所不知，每到時序入冬，冷氣團發威的時候，我的手腳冰冷得跟什麼一樣。我知道自己是「冰山美人」寒系體質，雖然營養均衡得天天五蔬果，可是我看好多蔬果都被列為屬性寒涼，寒性體質是不是吃了後手腳會更加冰冷呢？

 A
蔡營養師

以中醫「藥食同源」的觀點，食物可分成「四性」或「四氣」，也就是「寒」「涼」「溫」「熱」，而介於這四性之間的，稱為「平性」。以現代的營養科學觀來說，我們著重的是食物成分的營養素價值，也就是水果含有的微量營養素，如：維他命、礦物質及膳食纖維，以及天然的植化素，如：類胡蘿蔔素、花青素等……。

 Q
潘妮

那這些營養素或成分，與寒系、涼系的食物分類有關嗎？

 A
蔡營養師

完全沒有關連，也沒有影響。甚至我可以這麼說，若每一餐，都要考量所謂的傳統觀念，即以食物「四性」的分法：「寒」「涼」「溫」「熱」來決定食物攝取的多寡或頻率，這就顛覆了均衡飲食原則。比如說，多數的堅果類，如：瓜子、杏仁、葵瓜子、芝麻、核桃等……幾乎被認為是熱性食物，老一輩會認為，體質躁熱、容易上火者，要少吃為宜。這就很可惜。因為堅果種子的營養素密度很高，可以提供人體很好的必須脂肪酸，例如

alpha- 次亞麻油酸及脂溶性維他命 E，保護我們細胞膜表面，不受氧化自由基傷害，堅果種子類的膳食纖維也不錯，我會鼓勵成人應每天吃一份不調味、不加工的堅果種子。

Q
潘妮

蔡營養師，那體質虛寒者要多吃熱性食物，如：人參、薑、辣椒、花椒……等，體質躁熱者要多吃降肝火的食物，例如：火氣大時，大家都會說，來一杯苦瓜汁或青草茶消消火，我覺得有點像是陰陽調和，來進行互補的概念。

A
蔡營養師

中醫的藥膳食療與現代的營養科學觀是不同的角度。有一些說法比較是穿鑿附會，或是老一輩口耳相傳的刻板印象。熱性食物是指這些食物吃進身體後，身體產生的反應，多數的香辛調味料都被認為是熱性食物，因為這些調味料通常被烹調成熱呼呼的料理食用，吃完之後，身體產生了熱量，達到暖活（中醫上稱為活血）作用。像我們熟知的藥膳鍋、人參湯，或者使用大蒜、薑、麻油等食材來烹煮的傳統料理，有些會加入米酒，酒精有促進微血管舒張的作用，吃了之後，可能手腳不再那麼冰冷。而我們所熟知的多數水果，如：西瓜、芭樂、木瓜多是生食或冷藏後食用，打成蔬果汁後，也是冷飲居多。炎熱的時候，食用水果自然會產生一種消暑的感覺，而這些食物水分居多，也有解渴的作用，所以才有「體

質躁熱者多吃寒系食物」這樣的說法。

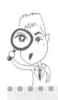

本次搜查結論

1. 老一輩傳統觀念的「寒、涼、溫、熱」四性分類的食物觀念，缺乏營養均衡的重要原則，有些是舊有觀念、憑藉過往經驗而積累的刻板印象，並未考量到食物真正本質上的營養素密度與含量。

2. 人體的消化器官是精密奧妙的，所以對多數健康成人來說，任何水果、在任何時間都可以吃。在營養科學上，沒有所謂禁忌或特定食用時間。唯一要注意是有些敏感族群，一次攝入大量的高鉀水果，可能會有腸胃不適的情況，最好的方法就是不宜過量。

經常嘴破的朋友得救了，高單位的維他命 B2 專治口角炎，是真的嗎？維他命 B 群平常就要吃來保養，還是嘴破時再吃？

營養常識
隨堂考

嘴破是因為火氣大，只要多喝降火氣飲料就能快快好？

Yes　　No

Key Words　　口角炎，嘴破，口瘡性潰瘍，維他命 B 群，維他命 B2，維他命 B12

蔡營養師診聊室

這天，蔡營養師看著潘妮愁眉苦臉，向前關心問著：
潘妮，怎麼啦，看妳手撐著臉頰，是不是牙痛？

潘妮：蔡營養師你有所不知，嘴破不是病，但痛起來真要命！

潘妮話一說完，用手拉著下唇向蔡營養師說：你看，有沒有看到白色塊狀的傷口，這邊有兩個洞，然後臉頰旁邊也有一個，每次吃東西都超痛的，幾乎沒有食慾。我在想，是不是火氣太大還是怎樣，我經常容易嘴破，上個月才好的，這個月又破了。

Q
潘妮

蔡營養師，老一輩的人都說「嘴破」就是「火氣太大」，但我們家兒子也常常嘴破，小學生哪裡會火氣大啊？到底嘴破是怎麼形成的呢？

A
蔡營養師

「嘴破」是我們一般人的俗稱，臨床上我們稱之為「口瘡性潰瘍」（Aphthous Ulcer），也就是指口腔黏膜細胞受損，產生潰瘍現象。潰瘍通常是指器官上的黏膜細胞因受損、不完整，而失去屏障作用。

Q
潘妮

因為經常嘴破的關係，我昨天就在親子論壇上 PO 文，徵集各位版媽提供妙方解套，結果呢，很多版媽都不約而同回覆，吃維他命 B 群有用喔。我知道維他命 B 群有很多種，B1、B2 及 B3、B6 等，有位同樣也是嘴破苦主的版媽還強調，只要每天吞一顆維他命 B2，一個禮拜後就會改善，想請問蔡營養師，每天吃一顆 100 毫克的維他命 B2，會太多嗎？

A
蔡營養師

這劑量確實很高，成人每天所需維他命 B2 只需 1.3 毫克就夠了，100 毫克等於是妳吃了一天建議需求的 76 倍。

潘妮

蔡營養師，我上網查了資料，維他命 B2 缺乏者特別容易有口腔周邊的異常症狀，如：口角炎、舌炎，甚至嘴唇或周邊產生乾裂、發炎的現象。所以我覺得，若是吃高單位的維他命 B2，應該多多少少有幫助的。

蔡營養師

是的，維他命 B2 的臨床缺乏症狀如：口角炎、嘴唇周邊乾裂、甚至舌頭發炎等，會影響吞食功能。但是，這與「口瘡性潰瘍」的臨床表徵不同，兩者不能混為一談。其實在國外，也有類似的說法。嘴破時，補充維他命 B 群可能會有幫助，甚至有人認為容易嘴破的人，平常就要補充維他命 B 群來「保養」，以避免營養素的缺乏。

潘妮

平常就要多補充維他命 B 群，來預防嘴破，其實我也是這樣認為。

蔡營養師

現代人往往營養過剩，除非真的是維他命 B 群的嚴重缺乏，才會導致這些症狀的產生，如：口角炎、腳氣病等。通常是酗酒者、長期服用抗生素者、嚴重營養不良才會產生維他命 B 群缺乏的症狀。

對了，潘妮，妳每天都吃乳製品或起司嗎？

潘妮

當然囉，我每天喝 2 杯低脂牛奶，也喜歡吃起司片來補充鈣質。我知道，現在就要保養骨頭，存骨本！

 蔡營養師

妳本身是吃純素嗎？

 潘妮

不，我不是吃全素，但過於油膩的肉類，我會少吃。我也愛吃海產類。

 蔡營養師

這就對了，維他命 B2 豐富的食物來源是乳品類及蛋類，其次為一般的家禽瘦肉、全穀根莖類。以妳目前的飲食型態，每天都有固定吃乳製品的話，且不是純素者，也不酗酒，如果也沒有服用抗生素藥物的話，通常維他命 B2 的攝取來源絕對足夠。

 潘妮

所以，嘴破吃高單位的維他命 B2 是沒用的囉？

 蔡營養師

我們需要釐清真相，嘴破指的是「口瘡性潰瘍」，即口腔黏膜或舌頭、嘴唇的黏膜細胞產生白色塊狀的潰瘍。通常好發於孩童、少年，這與維他命 B2 缺乏症狀，如：口角炎，是不同的疾病或症狀。「口瘡性潰瘍」的產生原因還不是很明確，但通常有以下特徵的人，比較容易發生。

有哪些特徵的人，容易得「口瘡性潰瘍」？需要治療嗎？

潘妮

 首先要澄清一個觀念，「口瘡性潰瘍」不具傳染性，多

蔡營養師 半也不是細菌或病毒感染。如：物理性的傷害，像是過度刷牙、牙醫操作不當、臉頰咬傷等外在因素，使口腔黏膜受損。另外，若牙膏及漱口水含有一種叫「十二烷基硫酸鈉」（sodium lauryl sulfate）的成分，也可能促成口腔黏膜潰瘍。

此外，「缺鐵性貧血」的人也傾向易有「口瘡性潰瘍」，一些免疫功能疾病或不全者，往往也容易有「口瘡性潰瘍」。例如：對食物麩質過敏的「乳糜瀉」、腸道免疫疾病的「克隆氏腸炎」、HIV ／ AIDS 患者、免疫功能低落者……都是好發族群。當罹患「口瘡性潰瘍」，接受正規的醫療診治才是正確之道，通常是局部性給予皮質類固醇、消炎軟膏，保護黏膜傷口，使其慢慢恢復。

 那麼……已經嘴破的人，飲食要注意什麼事項，才會加

潘妮 速自身的復原呢？

 已經嘴破的話，飲食原則要補充大量的液體，避免刺激、

蔡營養師 香辛料的食物，如：辣椒、胡椒、 咖啡因，食物型態以軟質、容易吞食優先，最好避免質地過硬、酥、脆，甚至粗糙的食物，以避免咀嚼過程中，與傷口摩擦。

Q
潘妮
我已經吞了一個星期的維他命 B 群，真的一點用也沒有嗎？

A
蔡營養師
如果本身沒有維他命 B 群缺乏，也沒有特殊的生活習慣如：酗酒、長期使用抗生素藥物，或者長期純素者及嚴重營養不良，額外補充的維他命 B 群，一旦超出身體的需求量，多半會流失，對改善嘴破和口瘡性潰瘍來說，實質幫助非常有限。

就目前的科學證據來看，相較於妳剛才提到的維他命 B2，我這邊看到的資料，反而是補充高劑量的維他命 B12，每天 1000 微克，相當於一日成人所需 2.4 微克的 400 倍以上，在極少數研究，有看到可以改善口腔性潰瘍的情況。但是，因為樣本數過少，所以我覺得還是僅供參考，別預期有太大的改善效果。接受正規醫學診治及調整飲食型態（避免質地過硬的食物），多補充液體，如果疼痛到難以進食，就需要針對局部性傷口，給予皮質類固醇、消炎軟膏的治療，以減少傷口發炎及疼痛，以恢復生活品質為優先考量。

本次搜查結論

1. 常說的嘴破,即所謂的「口瘡性潰瘍」,指的是口腔黏膜或舌頭、嘴唇的黏膜細胞產生大小不一,白色塊狀的潰瘍。通常好發於孩童、少年,這並非病原菌或病毒感染,不具傳染性,產生原因不明,但多半與免疫系統不全有關。

2. 維他命 B 群缺乏者,如:酗酒、長期使用抗生素藥物、長期純素者或者嚴重營養不良,才可能發生維他命 B2 缺乏,產生典型的口角炎、舌炎,甚至嘴唇或周邊產生乾裂。這與「口瘡性潰瘍」不同,所以有關「補充高單位維他命 B2 治嘴破」一說,推測是以訛傳訛、穿鑿附會的說法罷了。

3. 「口瘡性潰瘍」,宜接受正規醫學診治及調整飲食型態(避免質地過硬的食物),多補充液體,針對局部性傷口,給予皮質類固醇、消炎軟膏,減少傷口疼痛,以恢復生活品質為優先考量。

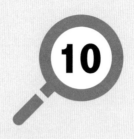

市面上降膽固醇的保健食品琳瑯滿目，曾有新聞報導，婦人吃完紅麴膠囊，再服用降膽固醇藥後，卻緊急送醫，為什麼呢？

營養常識
隨堂考

服用降膽固醇藥的人，也要避免紅麴相關休閒食品，如：餅乾、香腸，以免與藥物產生交互影響？

Yes　　No

Key Words　　紅麴，Statin 類降膽固醇藥，Monakolin K，HMG-CoA 還原酵素抑制劑

內生性膽固醇，橫紋肌溶解症

蔡營養師診聊室 🕪

一天，潘妮慌慌張張的拿了一張報紙，跑來問蔡營養師

潘妮：

蔡營養師，你看，你看！有位婦人因本身有高血脂症，平時就有服用降膽固醇藥。後來看了電視廣告，買了宣稱可以降總膽固醇的「XX 紅麴膠囊」。結果，婦人吃了幾天後，就因腎功能異常、血清電解質不平衡而送急診。

真是百思不得其解，這家產品我知道，廣告打很兇，而且是認證的產品。有認證的產品，居然會發生這種事？

蔡營養師：

潘妮，我認為，問題可能不是出在紅麴產品上。而是一件典型的食品、藥物交互作用產生的副作用。

Q
潘妮

吃知名品牌的保健食品也會出問題，真是人心惶惶啊！

A
蔡營養師

市面上，降膽固醇的保健食品種類眾多，部分產品也通過國家「健康食品」的認證，獲得了小綠人標章。其中又以「紅麴」產品佔大宗。原因無他，因為許多研究已證實，紅麴米發酵的產品，會產生一種叫「Monacolin K」的成分，這成分又稱為 HMG-CoA 還原酵素抑制劑，是降低血中膽固醇的關鍵成分。

Q
潘妮

抱歉，蔡營養師，什麼摸那摳林 K，或是 HMG-CoA 還原酵素，真是拗口又難懂？

A
蔡營養師

專有名詞不用特別去背它。總之，發酵的紅麴因為有這個關鍵成分，所以可以幫助體內減少膽固醇的製造，而達到降低「總膽固醇」及「LDL 低密度脂蛋白膽固醇」（又稱壞的膽固醇）。

Q
潘妮

嗯，我知道膽固醇的來源，有 1 ／ 3 來自飲食，另外 2 ／ 3 是身體自行合成、製造的。

A
蔡營養師

妳的觀念很棒！膽固醇約有 70％來自人體本身製造。紅麴米發酵後，產生的「Monakolin K」這成分，就會專門

去抑制人體的 HMG-CoA 這個酵素，正所謂擒賊先擒王，一旦這個重要的酵素被抑制了，體內製造膽固醇的效率就會降低。

 Q 潘妮

為什麼紅麴產品跟降膽固醇藥有衝突呢？

 A 蔡營養師

與其說有衝突，倒不如說是因為劑量加重，而引起副作用。在台灣，醫師開的降膽固醇藥物有好幾種，其中一種較普遍的是「Statin」類藥物，中文叫史達汀，光分類就有 8 種，如：Lovastatin（最原始）、Simvastatin、Metastatin……等。

有趣的現象是，紅麴米發酵後，會產生「Monacolin K」這種的天然副產物，後來科學家發現這成分可以降低膽固醇，於是進行高濃度的純化，就變成今日的降膽固醇藥「Statin」（史達汀），也就是說，紅麴產品跟降膽固醇「Statin」類藥物的關鍵成分是一樣的。

 Q 潘妮

所以，服用「Statin」類的降膽固醇藥，若是同時又吃紅麴保健食品，就等於劑量加重，反而引起藥物中毒！

 A 蔡營養師

正是如此，「劑量決定毒性」，請一定要記得這句話。其實，「Statin」類藥物本身就有潛在的引起肌肉損傷的

副作用，國外已發生不少案例是，本身已服用「Statin」藥，然後又吃紅麴膠囊，結果產生如肌肉損傷、局部或全身性的肌肉疼痛、肝指數異常……等症狀。嚴重者，甚至會導致「橫紋肌溶解症」，伴隨尿液變少，即茶色尿，顏色如濃茶般，甚至像可樂的顏色。同時，肌肉也會因為損傷釋放出大量蛋白質、電解質（鈉、鉀、鎂）、肌酸酐，更嚴重者，還可能發生急性腎衰竭，危及到生命安全。

Q
潘妮

果然不能掉以輕心。除了史達汀「Statin」類藥品以外，其他類型的降血脂藥也會與紅麴膠囊產生衝突嗎？

A
蔡營養師

妳問得太好了，這一點正是我要補充的。

降膽固醇藥物中，還有另外一類「纖維酸衍生物類」（Fibrate），它底下成分有 Fenofiberate 和 Bezafibrate。這類藥物常用於治療高膽固醇之外，也有降低三酸甘油酯（TG）的作用。儘管「纖維酸衍生物類」（Fibrate）與史達汀「Statin」類的成分不同，降膽固醇的生理作用也不同，但這兩類藥都不宜與「紅麴產品」一起使用。因為都可能增加肝臟受損、肌肉損傷的風險。

我更擔心的是，以台灣現有的健保給付用藥來看，這兩類降血脂藥的佔比頗大，醫院或診所開立這類藥品的選擇很多。而近幾年，紅麴保健產品如雨後春筍般湧現。

只要說到紅麴，大家都會直覺想到「降低膽固醇」。紅麴雖然是食品，但如果沒有在營養師、藥師、醫師的諮詢下，貿然食用，可能導致保健食品與藥品交互作用，這可是會賠上健康的。

另外想請教的是，除了紅麴膠囊，我還看過紅麴餅乾、紅麴麥片、紅麴香腸⋯⋯等食品，如果服用降膽固醇藥，是不是這類產品也要避免？
潘妮

這倒不用如此嚴格。市面上紅麴相關的休閒食品，多數是業者使用紅麴粉再混入其他食品原料，建議可以參考食品標示的成分，若紅麴粉的排列順序在比較後面，表示使用量較少，其中所含紅麴的保健成分，即「Monacolin K」，又稱為 HMG-COA 還原酵素抑制劑，含量相對少了許多，所以不需要過度擔憂。
蔡營養師

那紅糟呢？就我所知，紅糟也是紅麴米發酵製成的？
潘妮

這點更不用擔心，紅糟、紅麴都來自紅麴菌發酵的米，紅糟是紅麴過濾後的酒渣，因為有發酵，所以呈現淡淡酒香。紅糟所含「Monacolin K」也是非常微量，遠遠低於紅麴膠囊的保健食品。
蔡營養師

本次搜查結論

1. 紅麴含一種天然發酵成分叫「Monacolin K」，生化學上又稱為「HMG-CoA 還原酵素抑制劑」。簡單說，它能幫助減少體內製造更多的膽固醇（內生性膽固醇）。另一種大分類的降膽固醇藥物「Statin」類，如 Lovastatin，其結構及功能幾乎等同「Monacolin K」。所以，服用降膽固醇藥物「Statin」類，又補充紅麴膠囊的話，等同劑量增高，毒性增加，造成肝臟、肌肉受損的副作用。而另外一類降血脂藥「纖維酸衍生物類」（Fibrate），也會與紅麴膠囊產生交互作用，因此兩者不應同時使用。

2. 除了紅麴膠囊以外，市面上的紅麴相關休閒食品，如：餅乾、香腸等，因混入其他食品原料，「Monacolin K」含量其微，通常不會與藥物產生交互影響。

3. 有服用降血脂藥物的朋友們，在補充任何形式之保健食品前，請向醫師及藥師諮詢意見，以減少藥物及食品交互影響的副作用。

Chapter 2 婆媽實用「廚房篇」

沈媽

4年級生，一位重視飲食養生與健康生活的家庭主婦。平日喜歡蒐集健康類文章，特別是三高方面的保健文章：高血脂、高血糖、高血壓，眼睛宛如雷達，一掃就能找到文章，對聽說的、看到的飲食迷思，有強烈探索的求知慾。

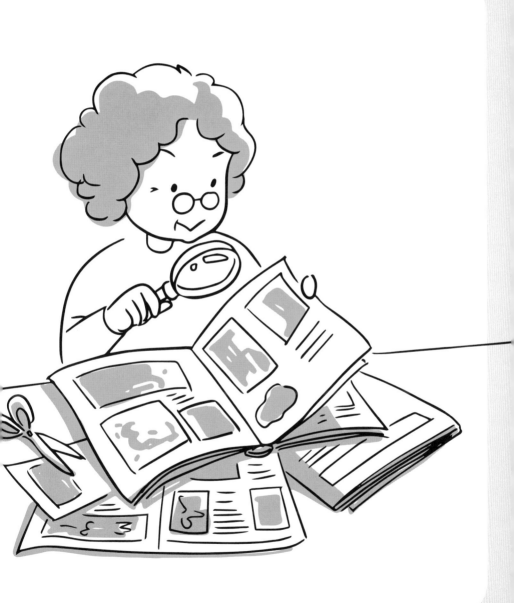

先進大國陸續禁用「部分氫化植物油」。台灣也公布「不完全氫化油」不得使用於食品中，以降低反式脂肪，這樣就可以放心了嗎？

營養常識
隨堂考

只要營養成分中的「反式脂肪」標示為「0」，就可以安心吃？

Yes　　No

Key Words　　反式脂肪，飽和脂肪，氫化植物油，不完全氫化油

低密度脂蛋白膽固醇（LDL-C）

蔡營養師診聊室))

這天沈媽在超市巧遇蔡營養師，説：

蔡營養師，我跟你説，我剛才看報紙寫著，2018.07.01 起，台灣全面禁用「部分氫化植物油」，據説可以大幅降低反式脂肪的攝取，保障全民的心血管健康。

蔡營養師：

不錯唷，沈媽非常關心營養議題！2013 年美國將「部分氫化油」判定為「非屬一般認定安全食品」（GRAS）。原因是大量研究證實，攝取反式脂肪會提高「低密度脂蛋白膽固醇」（LDL-C）的含量，也就是壞的膽固醇，增加心血管疾病的風險。

沈媽 可是，我還是不懂「部分氫化」跟「完全氫化」的植物油，差異何在？

蔡營養師 喔，這跟油脂加工的技術有關。「氫化」（Hydrogenated）是一種油脂的加工步驟。簡單說，就是把室溫下呈現液狀的植物油，導入氫氣，經過高壓處理，讓脂肪酸經過高度氧化，改變油脂雙鍵的排列結構，液態的植物油就會呈現固態。其中又分為兩種：第一種完全呈現固態，質地較硬，叫「完全氫化油」。另外一種，部分呈現半固態，質地較軟，我們又稱為「半氫化植物油」或「不完全氫化植物油」，也就是「部分氫化植物油」。

重點來了！只有「部分氫化植物油」因氫化的過程不完全，會產生約 20 ～ 30 % 的反式脂肪。由於「部分氫化植物油」的性質安定，呈半固體狀，質地稍軟，很適合使用在加工餅乾、奶精、西點……，大幅提高食品的利用程度，加上價格低廉，故在過去二、三十年間，廣受食品業者的喜愛。

沈媽 原來如此，那……蔡營養師，我有個疑問！你看，我手上這包巧克力捲心酥，成分標示寫「完全氫化蔬菜油」，但營養標示的「反式脂肪」卻標示為「0」，這樣是正確的嗎？

其實，有不少民眾會把「完全氫化」及「部分氫化」植物油給搞混了。如果是完全氫化的植物油，以食品化學結構來說，原先植物油的不飽和脂肪酸，氫化後所有結構的雙鍵都會被改變，全部變成「沒有雙鍵」結構，近似於飽和脂肪酸。因此「完全氫化」植物油，幾乎可以說不含反式脂肪，或者非常微量。

 可以說「完全氫化植物油」是幾乎不含反式脂肪的？

 是的。

 喔，那我懂了！怪不得，台灣禁用「部分氫化」植物油，卻沒禁用「完全氫化」植物油。原來差別在這。

 即使這樣，對於食物中的「完全氫化植物油」，我們也不能掉以輕心。

 為什麼呢？

 剛才提到，完全氫化後的植物油，結構會轉為「飽和脂肪」，其中又以 18 個碳的硬脂酸（Stearic acid）佔大部

分。完全氫化油的質地較硬，有些業者為了軟化油脂，通常會再混入成本較低的「棕櫚油」，所以呢，整個產品的「飽和脂肪」是非常驚人的高！

事實上，「反式脂肪」和「飽和脂肪」兩者都會升高血液中的「低密度脂蛋白膽固醇」（LDL-C），也就是壞的膽固醇，促成「動脈粥狀硬化」（Atherosclerosis）的特性。只是，以流行病學研究來看，「反式脂肪」的威脅程度是最大的。

沈媽

蔡營養師，你的意思是，即使台灣禁用了「部分氫化植物油」，減少反式脂肪（主要威脅）攝取，但相對地，「完全氫化植物油」所含的「飽和脂肪」（次要威脅）比例反而也跟著上升，我們也不能掉以輕心。

蔡營養師

正是如此！美國心臟協會（AHA）2015 年建議，針對有血膽固醇異常的民眾，反式脂肪攝取越低越好，最好不超過總熱量的 1％。飽和脂肪則是不宜超過一日熱總量的 6 ～ 8％。以成人每日熱量需求為 2000 大卡來看，每日飽和脂肪的攝取，不宜超過 18 公克。

沈媽

18 公克？我手上這個捲心酥含若整盒吃完，就含 11 公克的飽式脂肪，佔了我每日上限的 60％！

蔡營養師

是的，同時妳還要考慮到，自己也會吃其他的食物，包含一般家畜肉類（肥、瘦肉）、動物內臟、奶製品以及蛋黃、麵包或蛋糕（使用奶油）。畜牧類動物性食品是飽和脂肪的主要來源，植物性則以椰子油、棕櫚油為主。食用前還是要衡量油脂的攝取量，以照護心血管的健康。

本次搜查結論

1. 台灣已全面禁用「部分氫化」或「不完全氫化」植物油，雖然可大幅降低「反式脂肪」，但有部分食品業者取而代之的是「完全氫化植物油」，或添加熱帶種子植物油，如：椰子油、棕櫚油，食用前還是要多加注意。

2. 承上因素，「飽和脂肪」的攝取比例可能提高，形成一種「主要威脅」（反式脂肪）雖然減少，但「次要威脅」（飽和脂肪）卻相對提高的隱憂。因此購買食品前，消費者最好先看清楚營養標示，稍微衡量自己的攝取上限（一般建議飽和脂肪不超過每日總熱量的 8% 為宜），再來決定是否購買。

「反式脂肪」有分「人工的」及「天然的」，
這之間有什麼不同？ 哪一個對健康有害？

營養常識
隨堂考

天然反式脂肪多存在反芻類動物，如：牛肉、
羊肉及其乳製品等食品中，吃多了也不利心血
管健康？

Yes　　No

Key Words　　反式脂肪，氫化油脂，低密度脂蛋白膽固醇（LDL-C），共軛亞麻油酸（CLA）

蔡營養師診聊室 🗨

某天，沈媽正在享用台北市某家非常知名的鳳梨酥，沈媽一看包裝營養標示，驚訝直呼，居然有反式脂肪，而且包裝還說明「反式脂肪」是來自天然奶油，這下沈媽看得更糊塗了。她過去參加過許多場健康講座，知道「反式脂肪」對心血管健康不利，吃多了，容易增加心血管疾病的風險。

沈媽：

蔡營養師，來來來，你看看這家有名的鳳梨酥，營養標示居然有反式脂肪，可是包裝上卻又寫是「天然的」，這到底是怎麼一回事？

蔡營養師：

沈媽，別緊張！反式脂肪（也稱為反式脂肪酸）的來源確實有分「人工」及「天然」。自然界存在的脂肪酸，化學結構上，會以「順式」（Cis-form）存在，只有少數是「反式」（Trans form）。順式與反式呢，其實是有機化學結構的分類，不用聽到反式就特別擔心。

Q 那為什麼反式脂肪會有分「人工」及「天然」的呢？

沈媽

 A 哇，那要從很早以前的故事說起了。1980 年代，美國食
品業發明了「氫化」（Hydrogenated）油脂。簡單說，
就是把室溫下呈現液狀的植物油，導入氫氣，經過高壓
處理，讓脂肪酸經過高度氧化，改變雙鍵的排列結構，
氫原子就會呈現反式的結構存在。這時，液態的植物油
就會呈現固態。完全氫化就是完全固態的油脂，部分氫
化或半氫化就呈現半固態形式，可塑性高，更適合廣泛
用於食品加工。

蔡營養師

 Q 我還是不太明白，這些加在食品裡的油，對健康有不好
的影響嗎？

沈媽

 A 簡單說，氫化油脂發明近四十年，烘焙食品業、速食
業者、糕餅業者等發現使用「部分氫化油」（Partially
hydrogenated oils，英文簡稱 PHOs）來加工，以食品業
者的角度來看，優點太多，包括可延長保存期限、產品
吃起來更酥更脆，室溫下可保持半固體狀等，做成液態
狀奶油，更方便塗抹在麵包等。但是對消費者健康而言，
卻是大大的威脅。

蔡營養師

沈媽 難怪，我逛市場時看到國外餅乾，像威化餅啦、或其他酥脆餅乾，中文標示都有半氫化椰子油、半氫化蔬菜油等成分。

蔡營養師 不過，在氫化油脂發展十年後，營養專家很快就發現，這些部分氫化油脂會產生「反式脂肪」的副產物。大量的流行病學調查也發現了，這些人工產生的反式脂肪吃多了，會讓血液低密度脂蛋白膽固醇（LDL）升高，也就是壞的膽固醇；相反地，高密度膽固醇（HDL）反而降低，而增加心血管疾病的風險。

沈媽 天啊，反式脂肪會導致心血管疾病，這麼嚴重喔！

蔡營養師 部分氫化植物油最常運用在西式糕餅、速食的油炸油、甜甜圈、奶精或口感酥脆的各種餅乾等。美國和台灣目前已強制標示「反式脂肪」的營養標示（率先獨步全球），讓消費大眾進一步辨識。

沈媽 蔡營養師，其實我買東西前，都習慣會看營養標示。可是，以我個人經驗來看，市面上很多糕餅類或西點產品，約有八成的比例，反式脂肪幾乎都標示為「0」。這是不實廣告嗎？

不錯喔，妳講到重點了！在美國，每 100 公克的產品，如果反式脂肪低於 0.5 公克以下，是可以合法以「0」來標示的。台灣呢，則是 0.3 公克以下可用「0」來標示。所以即使標示為「0」，反式脂肪可能還是非常微量存在的。

哇，那消費者可要睜大眼睛，不能只看營養標示，還要看內含物成分，才能避免吃入過多的反式脂肪。

這的確是一個很弔詭的地方，美國心臟協會（AHA）2015 年就發佈建議，每日反式脂肪的攝取量最好不超過每日總熱量 1％，大約是 2 公克的反式脂肪。不過，正因為微量存在的反式脂肪，產品的營養標示可以「0」表示，消費者選購時，看了反式脂肪標示為「0」以為沒問題，其實不知道，只要含 0.3 公克以下，都可以用「0」表示。

那天然的反式脂肪，又是怎麼來的？

天然的反式脂肪與人工反式脂肪的產生方式完全不同，與其說天然的反式脂肪，倒不如說是由微生物合成的反式脂肪。反芻類動物（如牛、羊）的胃部存在某些特定

微生物，可以將消化過的牧草，透過氫化作用，將大於 18 個碳的多元不飽和脂肪酸，轉換成少許具有反式結構的脂肪酸。

簡單來說，天然反式脂肪存在於乳製品、牛肉、羔羊肉等食品中，因此牛肉、羊肉、甚至起司、牛奶、羊奶製品都含有微量的反式脂肪，大概約在 5 ～ 7％。

沈媽

這些天然存在於牛肉、羊肉的反式脂肪，也會增加心血管疾病的風險嗎？

蔡營養師

老實說，這目前還不太明確。因為，天然反式脂肪與人工反式脂肪的構造上有所不同。美國心臟協會（AHA）在最新 2017 年公告的反式脂肪注意原則裡，就提到了目前沒有足夠的研究顯示，存在乳製品、牛肉、羔羊肉等如「異油酸」（Vaccenic acid）或「共軛亞麻油酸」（簡稱 CLA）的天然的反式脂肪酸，會對心血管健康有害。

不過，我們還是鼓勵多以低脂或脫脂的乳製品及起司，來取代全脂乳製品，這樣不但可減少天然反式脂肪攝取，更可減少同樣對心血管健康不利的飽和脂肪。針對有血脂方面異常的朋友，為了減少反式脂肪及飽和脂肪的攝取量，每週食用紅肉內臟（牛、羊）次數盡可能不超過 3 ～ 4 次，每次分量約 1 / 3 個手掌大是比較理想的食用量。

所以，我們大可不用太擔心天然反式脂肪帶來的疑慮，是這樣嗎？

沈媽

是的。天然反式脂肪的威脅是遠遠小於人工反式脂肪的。因此，也請別太擔心。

蔡營養師

本次搜查結論

1. 天然反式脂肪存在於乳製品、牛肉、羔羊肉等反芻類動物食品中，因此牛肉、羊肉、起司、牛奶、羊奶製品都含非常微量的反式脂肪。

2. 人工反式脂肪，是指植物油經過「部分氫化」的加工步驟，如「部分氫化蔬菜油或大豆油」，而產生的一種副產物。

3. 半氫化植物油產生的反式脂肪，對心血管健康產生的危害已是不爭的事實。其實，立法禁止業者使用「半氫化油脂」或「部分氫化油脂」，就可大幅降低人工「反式脂肪酸」的來源。天然的反式脂肪酸與人工反式脂肪，其化學結構上不同，且至今尚未有科學證據指出，天然的反式脂肪來源會不利心血管健康。

新一代保鮮膜（PE 材質）雖然貴了點，但比「老字號」（PVC 材質）安全得多，一分錢一分貨，真是如此嗎？

營養常識
隨堂考

只要食物不超過保鮮膜標示的耐熱溫度，就算直接接觸都是安全的？

Yes　　No

Key Words　　保鮮膜，塑化劑，PVC 聚氯乙烯，PE 聚乙烯，塑膠耐熱溫度

蔡營養師診聊室 🦻

某一天，很重視食安的沈媽走進大賣場，遇見蔡營養師。

沈媽：蔡營養師，太好了，你也來逛賣場啊，我正好有些疑問要請教你。

蔡營養師：沒問題，沈媽請說。

只見沈媽從架上拿了四種牌子的保鮮膜說：
你看你看！這四種保鮮膜，價格不同，材質也不同，哪一個比較安全？

當蔡營養師正要開口時，沈媽以迅雷不及掩耳的速度偷偷咬耳朵說：我聽說，老字號的保鮮膜，價格雖便宜，但安全上有疑慮……是真的嗎？

Q
沈媽

幾年前的塑化劑風暴，實在讓人變得草木皆兵，用什麼都覺得不安心，現在連老字號商品都不一定是品質保證了。

A
蔡營養師

喔，妳說的是 PVC 保鮮膜（又稱聚氯乙烯），這是歷史最「悠久」的保鮮膜。早期的保鮮膜都是 PVC 做的，雖然，現在市面上還是買得到。

PVC 保鮮膜材質含有「氯」，接觸高溫或含油脂高食物，可能溶出「氯」，另外，在製程中，PVC 通常會添加塑化劑，使可塑性提高，相較之下，PVC 保鮮膜，的確更容易有「氯」及「塑化劑」溶出的疑慮了。

Q
沈媽

那除了 PVC 之外，其他材質有比較安全吧？

A
蔡營養師

沈媽，在這簡單跟妳介紹，市面常見的四種材質的保鮮膜，分別如下：

（1）**聚乙烯（PE）**→耐熱溫度 80 ～ 110 ℃
（2）**聚氯乙烯（PVC）**→耐熱溫度 60 ～ 130 ℃
（3）**聚偏二氯乙烯（PVDC）**→耐熱溫度 60 ～ 140 ℃
（4）**聚甲基戊烯（PMP）**→耐熱溫度 180 ℃

其中 PVC 及 PVDC 結構中都含有氯，最好避免直接接觸食物及含有油脂食物。

沈媽

不過，蔡營養師，有個問題長久以來我仍然深感不解。你看，這些保鮮膜的耐熱溫度，至少都有110℃，甚至，像這一款最新日本進口的保鮮膜，更宣稱耐熱溫度可高達180℃。只要食物不超過耐熱溫度，就算是接觸熱食，應該都還算安全吧？

蔡營養師

我想說一件事，耐熱溫度高，並不完全表示保鮮膜就可無所限制地用在熱食上。耐熱溫度只是一種物理觀察的指標現象。它必須通過耐熱試驗，也就是把保鮮膜放在一個恆溫的環境，當保鮮膜出現扭曲、龜裂或突起的異常現象時，這時量測的溫度，我們就叫耐熱溫度。

沈媽

若保鮮膜宣稱可以耐高溫到180℃，也就是超過180℃才有健康疑慮嗎？

蔡營養師

說到底，保鮮膜終究是塑膠單體組成，依照塑膠性質按不同壓力去生成。只要高溫遇熱，就會開始對塑膠結構產生破壞，一旦結構改變，就會發生塑膠溶出的機會。由於溶出量可能非常微量，要使用高精密的檢測儀器才能量測。

塑膠溶出物，除了是另外添加的塑化劑（如 PVC 保鮮膜），也包括本身的塑膠單體。這些溶出物，一般都歸類在「環境荷爾蒙」底下，化學結構的共通點都包含環

狀結構，故擁有不溶於水，易溶於脂肪的特性。有些也跟人類的性荷爾蒙相似，日積月累下來，容易儲存在皮下脂肪及器官臟器，對生殖系統造成危害。

Q
沈媽
也就是不論市面上哪一款品牌的保鮮膜，使用時都要避免接觸熱食，才是最安全的，對嗎？

A
蔡營養師
是的，不論使用哪一種保鮮膜，都不應該接觸熱食。而 PVC 及 PVDC 因含有氯，且 PVC 會額外添加塑化劑，更要避免直接接觸食物（即使是冷食）及富含油脂的食物。保鮮膜最大的用途，是它可以形成一種物理屏障，隔絕食物與外界接觸，以減少氧氣暴露、杜絕灰塵、外來物的入侵，並減緩食物表面水分的散失，就像一個防護罩。所以，保鮮膜還是有優點所在的。

另外，除了溫度的考量以外，使用保鮮膜時，還有兩個重點需要考慮，就是「油脂」與「食物酸度」。避免保鮮膜直接接觸油脂程度較高的食物，是因為在油溶性的環境下，可能會導致塑膠單體溶出。例如：蕃茄醬、糖醋醬……等醬汁，或含檸檬汁、醋酸的菜餚。當食物的「酸度」較高，就可能腐蝕塑膠單體，增加塑化劑溶出的機會。

Q 使用保鮮膜要注意的事項真不少？

沈媽

A 沈媽，我教妳口訣，注意「三度及一隔」：三度是指「溫

蔡營養師 度」「油度」和「酸度」，一隔，就是隔絕食物，不要
直接接觸。如此一來，相信妳也能安全使用保鮮膜喔！

本次搜查結論

在使用保鮮膜時，請遵守「三度一隔」口訣：

1. 注意「溫度」：不論哪一種材質的保鮮膜，都不要接觸
   熱食。特別注意 PVC 及 PVDC 保鮮膜，即使是冷食，也
   不要直接接觸食物喔！

2. 注意「油脂程度」：任何情況下，請勿接觸含油脂程度
   較高的食物，如：炒飯、炒麵、披薩、炸物類等。

3. 注意「酸度」：酸度較高的食物，如：蕃茄，含有醋酸
   的醬汁：如：千島醬、蕃茄醬、糖醋醬或酸奶油，以及
   含有檸檬酸的調味醬料。

4. 「一隔」是什麼呢？就是一定要保持適當間隔。建議把
   食物放在較深的容器，如：深碗或深盤，使用保鮮膜時，
   在容器的平面覆蓋即可，保持平整，周邊緊緊密封。食
   物置放在容器內，應與保鮮膜的平面保持適當間隔，保
   有空隙為佳，勿直接接觸。

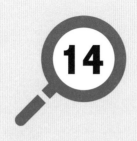

「不鏽鋼」等於「鐵金剛」，百利而無一害，高溫加熱、大力撞擊、耐強酸強鹼，安全沒話說！是這樣嗎？

市面上的不鏽鋼便當盒，有 200、300、400 系列，數字愈大表示愈安全？

Yes　　No

Key Words　304 不鏽鋼，氧化鉻保護膜，合金金屬，錳溶出，鎳含量

蔡營養師診聊室))

沈媽：蔡營養師，我跟你說，我可是「不鏽鋼容器」的忠誠愛好者之一。基本上是這樣啦，我個人非常討厭塑膠材質的容器，雖然塑膠材質真的很輕，便宜、好清洗又好攜帶。即使塑膠 5 號材質的 PP，據說可耐熱 100℃ 以上，連微波都可以，可是，我之前有聽你說過，塑膠材質只要遇到三大敵人：酸、熱、油脂，都有「塑化劑」溶出的風險。塑化劑是脂溶性結構，會囤積在人體的皮下脂肪、內臟器官，日積月累下來，可真不是開玩笑的！

蔡營養師：沈媽，我覺得妳的觀念很好。

沈媽笑著說：對啊，所以，我現在都用不鏽鋼，不論保溫杯還是便當盒，我可是用「無敵鐵金剛」的不鏽鋼唷！安全又耐用。

這時，沈媽話鋒一轉，向蔡營養師小聲地說……

Q 請教蔡營養師，不鏽鋼真的是「無敵鐵金剛」零缺點嗎？
沈媽　市面上的不鏽鋼容器有 200、300、400 系列，是不
是數字越大，就越耐用？越不容易生鏽？所以要選擇越
大的數字越好呢？

A 沈媽，不鏽鋼有 200、300 或 400 系列，這些數字只是
蔡營養師　分類，與耐不耐用、安不安全無關。這些分類代表的是
不同的合金金屬含量。不鏽鋼除了鋼材之外，還會加入
「鉻」「鉬」「鎳」「錳」這四種金屬，賦予了延展性、
耐腐蝕、不易生鏽等種種特質。簡單來說，不鏽鋼廣泛
用於工業、汽車，也包括食品容器具，其中 200 系列含
的錳最高，通常是 5.5 ～ 10％，300 系列是市面最常見的
不鏽鋼，像 304、316，它的鎳含量最高，約 6 ～ 28％。

Q 成分或金屬含量不同，我該選擇哪一個好呢？還有，大
沈媽　賣場或網路購物裡的「不鏽鋼」鍋碗瓢盆容器，幾乎都
是 304 或 316 系列，這又代表什麼呢？。

A 沈媽，我們先澄清兩個觀念。不鏽鋼並非完全不會生鏽，
蔡營養師　不論哪一種系列，200、300 或 400，只要使用不當，造
成表面破損、凹陷，還是有可能會生鏽的。
確實，市面上妳看到的不鏽鋼，幾乎以 304 為大宗。相
較於 200 系列，304 所含的錳最低，錳溶出的情形也最低。

另外要說明的是，所有不鏽鋼產品都含有「鉻」，按照台灣及國際標準，不鏽鋼的「鉻」至少都有 10.5％以上的含量。其原因是「鉻」可在鋼材表面，形成緻密的「氧化鉻保護膜」，減少鋼材的鐵與氧接觸，是防止生鏽的最大功臣喔！

此外，304 之所以會受到推崇，廣泛用在食品，是因為 304 所含的「鎳」最高，隨著時間累積，一旦「氧化鉻保護膜」減少，「鎳」可幫助重新生成保護膜。所以，整體來說，304 不鏽鋼的使用安全週期較長，防生鏽的效果較佳。但缺點是因含「鎳」的比例較高，所以價格比 200、400 系列貴。

沈媽

對了，再說到不鏽鋼便當盒的安全問題，我曾經在 2017 年看過一篇報導，它說市面上不鏽鋼便當盒都有「錳」的超標問題，還說錳有毒，攝取過量會影響神經系統。這是真的嗎？

蔡營養師

嗯，其實這是一篇危言聳聽，缺乏嚴謹科學根據的報導。首先，「錳」是金屬，也是人體必須的礦物質營養素之一，與人體的蛋白質、脂質、碳水化合物生理代謝有關。錳的成人建議攝取量，每日為 1.8 ～ 2 毫克，天然食物都含有錳，像多數的蔬果植物，堅果類、糙米飯等。「錳」與其他的有害重金屬（如：砷、鉛、汞、鎘）不同，只

要不超量，按國際規範的安全容許上限值（UL）為每日不超過 11 毫克，錳對身體的傷害真的非常低。

再說，台灣食品藥物管理署，曾在 2013 年公布一篇抽驗不鏽鋼餐具的「錳」溶出報告中，抽查了市面 92 件產品，結果顯示，僅 200 系列不鏽鋼，發現溶出非常微量的「錳」。其實也不難理解，因 200 系列材質本身，錳含量就佔 5.5 ～ 10％。300 及 400 系列，錳含量是不能超過 1 ～ 2％的，所以錳的溶出較低。

簡單一句話，不鏽鋼確實有「錳」溶出的情形，但所溶出的「錳」比天然食物存在的量更低，「錳」是一種礦物質，不是有害重金屬，而市面上以 304 不鏽鋼便當盒為大宗，錳的溶出又更微乎其微了。

沈媽

看來，不鏽鋼果真是無敵鐵金剛，無誤。

蔡營養師

不過，有三個重點要提醒沈媽。首先，消費者有權利知道，所買的不鏽鋼是哪一種材質。以台灣目前法規來說，沒有強制規定業者應標示不鏽鋼的材質組成，都是業者自願標示。所以，買不鏽鋼餐具之前，盡可能別挑選路邊攤或散裝的產品，有完整的包裝外盒才能清楚標示產地、製造廠及不鏽鋼材質，使用起來才有保障。

另外，不鏽鋼有三大優點，耐溫、耐腐蝕、防生鏽，也沒有塑化劑溶出的問題。清洗時，建議使用中性清潔劑

或熱水較佳；使用軟毛刷，而非粗糙的菜瓜布或鋼毛刷，避免損壞金屬表面。

最後，不鏽鋼是金屬材質，絕對不能使用微波爐加熱，鋁箔紙也是，或許大家都知曉，但還是要提醒各位這一點基本常識。

做到以上三點，使用的不鏽鋼餐具才能成為真正安全可靠的「無敵鐵金剛」喔！

本次搜查結論

1. 不鏽鋼餐具（保溫杯、便當盒）具有耐溫、耐腐蝕、防生鏽的優點，也沒有塑化劑溶出的問題，堪稱「無敵鐵金剛」無誤。但清洗時，請使用中性清潔劑或熱水較佳；使用軟毛刷，而非粗糙的菜瓜布或鋼毛刷，避免破損金屬表面。

2. 所謂的不鏽鋼 200、300、400 系列，只是金屬「鉻」「鉬」「鎳」「錳」含量不同的區別，與使用安全無關。另外，不鏽鋼的厚與薄，只是業者加工方式有所不同，也與安全無關。

3. 200 系列的不鏽鋼所含的「錳」較高，但「錳」溶出問題很微量，比天然食物還低，不用擔心安全問題。300 系列，又以最普遍的 304 為大宗，之所以受到大家的推崇，是因含「鎳」量較高（介於 6 ～ 28%），含「錳」量較低（低於 2%），「鎳」可幫助重新生成保護膜。所以，整體來說，304 不鏽鋼的使用安全週期較長，防生鏽的效果較優，缺點是價格比較貴。

15

用鐵鍋烹煮食物,可以補充「鐵質」,真的嗎?這樣的「鐵」吃了不會影響健康嗎?

營養常識
隨堂考

鐵鍋煮菜能釋放鐵離子,增加鐵吸收。最好每天用鐵鍋煮菜,以避免鐵缺乏?

Yes　　**No**

Key Words　　鐵鍋,鐵負荷,運鐵蛋白,紅血球,鐵溶出

蔡營養師診聊室

這一天沈媽興奮地告訴蔡營養師：唔呼，蔡營養師，我跟你說，我找到一個輕鬆補「鐵」的好方法了。

沈媽秀出她看到的商品 DM 說：○○牌鐵鍋，傳熱快，又耐用，烹煮時，還可釋放出「鐵」離子，補充鐵質。是婆婆媽媽們家中必備的萬用廚具！用鐵鍋烹煮食物，居然還有額外的小確幸，還能補鐵？

蔡營養師：沈媽，首先在豐衣足食的今日，富含鐵質的食物來源豐富，所以不需仰賴鐵鍋來補鐵。而且，我個人還是有兩個隱憂……

沈媽看著蔡營養師的表情，不禁豎起了耳朵。

用鐵鍋煮食來補鐵，是不是太誇張了一點？

我就分別從「食安觀點」及「營養觀點」來說明。成人男性一日鐵質建議量為 10 毫克，女性因經期生理因素，身體流失的鐵質較多，所以一日建議量為 15 毫克。而國外確實已有研究指出，用鐵鍋烹煮食物，特別是含水量較高、pH 值較低，也就是存在較多有機酸的食材，如：檸檬酸、蘋果酸、醋酸或醬料……等，像義大麵醬、蕃茄醬、糖醋醬之類，低 pH 值的環境可以讓鐵鍋溶出較多的鐵離子。研究指出，以鐵鍋煮茄汁義大利麵為例子，每 100 公克約可提供 5 ～ 8 毫克的鐵。

聽起來真的是方便的補鐵方式！一道菜就有 5 ～ 8 毫克的鐵？算一算，對女性成人來說，這樣一天要攝取 15 毫克的鐵質，並不難呢！

沈媽，這就是我所擔心的地方之一。每種鐵鍋的鐵含量不同，傳統的鑄鐵鍋，材質含鐵比例較高，鐵純度可達 96％以上，因此，溶出的鐵質更多。研究也指出，烹煮時間越長，且材質較新的鐵鍋，溶出的鐵就越多。

Q

沈媽

這樣不是很好嗎？每一餐都能提供充足的鐵質，這樣就不會有「缺鐵性貧血」的問題了。

 A

蔡營養師

「鐵」固然是人體必須的礦物質，也是紅血球輸送氧氣以及維持正常免疫功能不可或缺的營養素。但是，一旦鐵質攝取過量，對健康反而不利。

鐵與其他的礦物質不同，並不能透過尿液或糞便來排泄多餘的鐵。人體每天腸道細胞脫落，或隨著汗水、尿液流失的鐵，估計也不過 1 毫克。鐵主要儲存在紅血球，也就是在血液中，只有血液流失，才能排泄鐵。如：定期捐血、女性經期的失血。所以，非素食的成人男性或停經後婦女，或有定期補充「含鐵」的膳食補充品的朋友們，基本上對鐵的需求不高，若是長期、高頻率的吃鐵鍋烹煮的食物，我個人認為反而形成另一個隱憂。

 Q

沈媽

什麼隱憂？鐵攝取過量嗎？

 A

蔡營養師

是的，沈媽，妳說得對極了！我們稱為「鐵負荷」過多（Iron Overload）。

 Q

沈媽

「鐵負荷」過多對身體有什麼樣的影響嗎？

不論男女性，每日鐵攝取的安全容許上限是 40 毫克，沈媽，請不要誤解，這裡的上限不是鼓勵妳每天要吃到 40 毫克的鐵質。它是一個警戒界限。成人女性每日鐵的攝取建議量為 15 毫克。鐵攝取過多，反而有壞處，除了紅血球的含鐵量過度飽和外，多餘的鐵可能沉積在器官，如：肝臟、胰臟等，形成器官損傷，另外，血液若存在過多的鐵，會增加體內的氧化性傷害。

什麼是氧化性傷害？

這麼比喻好了，在人體內，單獨存在的鐵是不穩定的分子，它會攻擊細胞，產生氧化性的壓力，所以呢，鐵質的運輸，必須結合一種特別的蛋白質，我們稱之為「運鐵蛋白」（Transferrin）。如果長期「鐵」攝取過量，過多的鐵無法被有限的「運鐵蛋白」結合，就會形成游離的鐵離子散佈在血液中。血液是充滿氧氣的環境，若過多的游離鐵存在，反而會助長氧化反應，導致較多的氧化自由基產生。氧化自由基是不穩定的分子，會攻擊細胞，助長慢性疾病，也可能促進老化的發生。

所以，多餘的鐵離子會和氧氣作用，形成氧化，是不是跟鐵生鏽的原理是一樣的？因為鐵鍋放久了，也會生鏽。

這比喻很好，原理上是有點類似，不過相較之下，人體的生理環境更複雜。

那這樣，我還要用鐵鍋煮菜嗎？畢竟是全家人都要吃的。

其實，偶而使用鐵鍋，並非每一餐，其實沒有關係。而且，也只有烹煮較酸的食物，鐵才會溶出得較多。國外研究就發現，若只是一般的煎肉、煎蛋、炒菜，沒有酸性的調味佐料或醬汁，鐵的溶出非常微量，幾乎可以忽略它，加上烹煮時間短短數分鐘，根本不用擔心。

對了，蔡營養師，你剛才提到，新的鐵鍋反而會釋出較多的鐵？舊的就不會嗎？

喔，其實這跟鍋子的保養與清理方式有關，鐵鍋用久了，食物的油脂會在鍋底上形成一種膜，再來，也可能因為鐵質生鏽的關係，鍋底的表面形成一些氧化聚合物，以上因素都會讓鐵鍋的表層結構改變，而減少鐵質被游離、釋放出來。所以這就是為什麼，有些研究指出相較於舊鐵鍋，新鐵鍋反而能夠溶出較多的鐵。

本次搜查結論

1. 鐵鍋烹煮食物，確實能釋放鐵質，增加鐵吸收。特別是烹煮酸度較高的食材，如加入蕃茄或含醋的醬料，在水含量較高、烹調時間較長的條件下，會促進鐵質從鐵鍋釋放出來。

2. 對營養狀況較佳，本身不缺鐵的族群（如：非素食的成人男性或停經後婦女、定期補充含鐵的膳食補充品或營養食品），若這時再長期使用鐵鍋烹煮，反而有「鐵攝取過量」的潛在風險。因此，偶而使用鐵鍋，例如：每週不超過 5 次，也不需要每一餐都使用鐵鍋，這樣其實就不用太過擔心「鐵質過量吸收」的問題。

3. 對於豐衣足食的今日，以均衡飲食方式補充鐵質，不是靠鐵鍋來補鐵，才是比較安全且可靠的補鐵原則。

血壓高，要減鹽！為了降血壓，料理改使用
「減鈉鹽」真的有用嗎？

營養常識
隨堂考

血壓偏高，伴隨腎功能障礙的人，也可以使用
低鈉鹽來改善血壓？

Yes　　**No**

Key Words　　高血壓，減鈉鹽，氯化鈉，氯化鉀，腎功能不全者，味素，L－麩酸鈉

蔡營養師診聊室

沈媽：蔡營養師，太好了，又在超市碰到你。（沈媽熱情地從架上拿起一罐鹽，說）你看，這是台 X 牌的「健康減鈉鹽」。我聽社區班的養生老師說，減鈉鹽的「鈉」是一般鹽巴的一半而已，所以建議我們炒菜、醃肉都要用它。

蔡營養師：嗯，市售的「減鈉鹽」成分都不太一樣。我們一般講的食鹽，就是指氯化鈉（$NaCl$），它的純度高達 99.5％以上，是所有鹹味最直接來源。但是呢，有些業者會把氯化鈉降低至 50 ～ 75％，剩下的由氯化鉀取代，目的是減少「鈉」的攝取量。

沈媽 對對對，就是這個「鈉」我一直搞不清楚，人家說血壓高就要少吃鹽、吃清淡些，我也聽人說，鈉的攝取要控制。這兩者是指同一件事嗎？

蔡營養師 是的，可以看成同一件事。「鈉」是鹽的成分之一，佔比例 40％。它其實也是一種礦物質，例如：1 茶匙食鹽約 5 公克重，就含有 2000 毫克的鈉。

沈媽 如果我用的是「減鈉鹽」，同樣一茶匙 5 公克好了，可以減去多少的鈉呢？

蔡營養師 觀察目前市售產品，「減鈉鹽」使用「氯化鉀」來取代「氯化鈉」，最高取代的比例約 48％，也有 25％。如果以 48％ 來看，一茶匙 5 公克的「減鈉鹽」，含鈉量是 850 ～ 900 毫克。

沈媽 哇！太令人吃驚了，同樣一茶匙的鹽巴，相比之下「減鈉鹽」的鈉居然只有一半。那為什麼減鈉可以改善血壓呢？

蔡營養師 是的，鈉是一種礦物質，也是一種電解質。但這種礦物質我們幾乎不缺乏。怎麼說呢，因為現代人吃進過多的

加工食品、調味料，無形中吃進的「鈉」早就超出身體
需求的量。以生理學來說，鈉是細胞外液主要的陽離子，
長期鈉攝取過高，細胞外液的容積會慢性擴張，影響周
邊動脈壓力，而導致血壓升高。

簡單來說，鈉會抓住身體裡的水分，使血液的容積增加，
最後讓動脈管壁的壓力上升，也就是我們常說的高血壓
了。

沈媽

OK，那我懂了。「減鈉鹽」產品使用「氯化鉀」來部分
取代「氯化鈉」。而我的疑問是，難道氯化鉀攝取比例
提高，就不會像「鈉」這樣，增加血液容積，也不會對
血管壁造成壓力嗎？

蔡營養師

鉀跟鈉在細胞的滲透功能剛好是相反的，鉀是細胞內液
的陽離子，並不具有抓水能力，因此提高鉀的攝取，不
會增加血管壁壓力，反而可以抗衡過多的鈉，增加鈉排
出，有助於血壓的降低。

沈媽

那我可要買一罐「低鈉鹽」，因為我們家老伴吃很重鹹，
炒菜、炒飯都要多點鹽。有時為了方便，我還會使用市
面上專門給炒菜用的調味料，這樣我就不用再放鹽巴跟
味素，是不是一舉兩得呢？

不過沈媽，我還是有三件事要提醒妳。第一，市面上很多標榜不加味素的調味料，如：高湯粉、雞粉等，若仔細看它們的成分，還是有添加「L- 麩酸鈉」或其他看起來很化學的調味劑，如：5'- 核糖核苷酸鈣、5'- 次黃嘌呤核苷磷酸二鈉。說穿了，那其實都含有不少的鈉，以及部分的味素。這種產品都以混合調味方式呈現，像「L- 麩酸鈉」，有消費者可能不知道這是什麼，其實它就是一般俗稱的味素，隱藏在眾多成分中，讓人難以察覺。

第二呢，我想提醒的是，對多數健康成人來說，使用「氯化鉀」取代的減鈉鹽，通常沒有危害，是可以安全使用的。只是，對於腎臟功能不全者、心臟衰竭者，可就千萬不可使用了。

我好像有聽過，腎功能有問題的人，不能吃「減鈉鹽」，原因為何？

正常人吃沒問題，是因為從飲食攝入的鉀（也包含來自減鈉鹽的氯化鉀），可藉由正常的腎臟功能排泄排出，以維持平衡。但腎功能不全者，排「鉀」功能是不足的，甚至若有嚴重的腎臟疾病，腎臟的排泄的能力已無法負荷，這時「鉀」就會沉積在血液內，形成高血鉀症。（註：若有血液透析或腹膜透析的朋友，限鉀不用這麼嚴格）

「鉀」扮演著一種神經傳導與肌肉收縮的重要元素，血

鉀濃度過高，就會引起肌肉酸痛、呼吸急促等各種不適的症狀。更嚴重點，還可能影響心臟的傳導能力，造成心律不整，這時就要趕快緊急送醫。

雖然聽起來有點嚇人，但除非醫師或營養師有規定要限鉀。不然，一般健康成人食用「減鈉鹽」，只要沒有腎功能不全問題，都是安全的。

第三，就是要注意可能與藥物干擾。高血壓的朋友常被建議要低鈉飲食，有一類降血壓藥是利尿劑，它的作用是排出過多的鈉，並降低鉀的排泄，以保存身體的鉀。但若這時候食用「減鈉鹽」，就會讓身體保存更多的鉀，也可能形成高血鉀症，反而適得其反，這點還請注意。如果平常有吃降血壓藥的朋友，請先諮詢藥師意見，詢問這類藥物是否有「保鉀排鈉」功能？若有，那就最好別食用減鈉鹽了。

沈媽

哇，蔡營養師，你講的這三點都很重要，我可要好好抄起來。不過，我還有另一個疑問，「減鈉鹽」用氯化鉀來取代部分的氯化鈉，的確鈉減少了，但整體而言，氯化鈉也有 50%，不是嗎？

蔡營養師

是的，事實上，除了氯化鈉可直接與舌頭的鹹味受器結合，產生鹹味。氯化鉀其實也可產生鹹味，只是效果當然不如氯化鈉（俗稱食鹽）那麼好。即使是減鈉鹽，也

不能無所節制的使用，因為超量使用，鈉仍會攝取過高。

 Q
沈媽

那為什麼減鈉鹽不能 100%或 90%比例以氯化鉀去取代呢？這樣我們用得再多，都不用擔心鈉的問題啦。

 A
蔡營養師

理論上聽起來可行，但實際上卻大不可行。因氯化鉀本身帶點苦味，若高比例使用氯化鉀，即使鈉真的減少很多，但口感上，消費者可能還是難以接受。

本次搜查結論

1. 「減鈉鹽」是利用氯化鉀取代部分的氯化鈉，只要沒有腎功能不全、心臟衰竭、使用保鉀的降血壓藥的朋友們，適時使用，會有助於正常血壓的控制。

2. 「減鈉鹽」只能作為替代性的調味料，味覺的養成需要時間培養，不能因為買了減鈉鹽，還是一樣吃重鹹。這樣反而失去意義。若是重口味，我們鼓勵仍循序漸進，逐步減鹽，同時多鼓勵使用天然的「香辛料」調味，並減少鹽分。如：八角、芹菜、檸檬等調味。

植物油跟身體發炎有關係？炒菜用什麼油最
健康？

營養常識
隨堂考

一分錢一分貨，愈貴的植物油，通常營養價值
也愈高？

Yes　　No

Key Words　　Omega-3 / 6 多元不飽和脂肪酸，次亞麻油酸，花生四烯酸，發炎介質

蔡營養師診聊室))

蔡營養師：沈媽，妳來買油啊？

沈媽：是啊！可是架上瓶瓶罐罐的植物油，除了考慮價格之外，家人的健康才是最重要的。這一瓶大豆沙拉油在促銷，看起來不錯。台 X 推出新芥花油，強調低油煙、低飽和脂肪。泰 X 的葵花油，更找來知名營養教授代言。唉呀，讓人陷入選擇障礙中。到底炒菜用什麼油最健康？

Q
沈媽
蔡營養師請教你，植物油種類這麼多，大豆沙拉油、葵花油、葡萄籽油、橄欖油、芥花油……等，到底有什麼不同？

A
蔡營養師
先從植物油本身開始說起。因為植物油有 **99**％以上都是脂肪酸組成，因此不同脂肪酸的比例，會決定這些植物油的健康效益。

Q
沈媽
說到脂肪酸，蔡營養師，我最近看了一則新聞說，油脂的攝取與身體的發炎指數有關，這是真的嗎？新聞還說，現代人攝取的脂肪酸和數十年前大不相同，比例完全失衡，說什麼歐美尬 6 脂肪酸……攝取太高，容易讓身體傾向發炎。包括：心血管疾病、類風濕性關節炎、非酒精性脂肪肝、肥胖的發生率……才越來越高，這樣的說法是正確的嗎？

A
蔡營養師
應該這麼說，發炎性疾病的原因是複雜的，大多與體質、環境、生活形態有關，飲食脂肪酸的比例失衡只是其中一項風險因子。

脂肪酸比例失衡，是什麼意思呢？

沈媽

 如果提到與發炎有關，我們指的是「多元不飽和脂肪酸」
的比例。即分為 Omega-6 系列及 Omega-3 系列兩種。
蔡營養師　Omega 就是妳剛才說的「歐美尬」，它只是脂肪酸結構
的一種分類而已。
市面上多數的植物油，脂肪酸的比例並不均勻，
Omega-6 系列的主成分是「亞麻油酸」。Omega-3 系列
是「α-次亞麻油酸」，這兩種是多元不飽和脂肪酸，
也是人體的必須脂肪酸。

 「必須脂肪酸」又是什麼呢？

沈媽

 也就是人體無法製造，需仰賴飲食供給，以維持正常的
生理機能。常見植物油的組成比例，Omega-6 的「亞麻
蔡營養師　油酸」幾乎佔所有植物油的50％以上，甚至有些植物油，
如：葵花油、紅花油、葡萄籽油，更超過 60 ～ 70％。
相對的，Omega-3 的「α-次亞麻油酸」只存在少數幾
種植物油中，像：大豆沙拉油、芥花油及亞麻仁油。除
了亞麻仁油的比例較高，約有 40 ～ 50％，其他油脂比
例大概只有 5 ～ 10％。許多加工食品、調理食品，大
多使用低成本的玉米油、棕櫚油……等，這些油脂的
Omega-3「α-次亞麻油酸」更是微乎其微。

近一、二十年來，尤其是已開發國家，我們現代人吃進的「亞麻油酸」是「α-次亞麻油酸」的 **20** 到 **30** 倍之高。這與美國心臟協會在 **2009** 年建議的比例，1 ～ 2：1，差距甚遠。

Q 蔡營養師，我不懂的是，Omega-6 的「亞麻油酸」攝取高，而 Omega-3「α-次亞麻油酸」攝取低，對身體的發炎有什麼影響呢？

沈媽

A 這說來複雜，脂肪酸不僅提供熱量而已，它還有更深一層的生理意義。如果我們平日飲食吃高比例 Omega-6 的「亞麻油酸」，會促進體內製造過多的發炎物質。如促進人體製造較多的「花生四烯酸」（Arachidonic Acid）。簡單來說，它是一種具有生理功能的脂肪酸。身體許多發炎介質，如：前列腺素、細胞激素、凝血素、血管收縮素，都是由「花生四烯酸」轉變而來的。所以，平日飲食吃高比例的 Omega-6 的「亞麻油酸」，就容易讓身體處於一種發炎的風險中。

蔡營養師

沈媽

那麼 Omega-3「α-次亞麻油酸」攝取低，又有什麼影響呢？

蔡營養師

Omega-3 的「α-次亞麻油酸」正好作用相反，它反而降低發炎介質的產生。如我們所熟知，有益健康的多元不飽和脂肪酸的 EPA 及 DHA，就是由 Omega-3 的「α-次亞麻油酸」轉變而來。

沈媽

我還想知道，以健康聞名的地中海飲食，都是使用橄欖油，它是健康的植物油嗎？

蔡營養師

橄欖油的 70 ～ 80％組成是 Omega-9 系列的「單元不飽和脂肪酸」，所以，橄欖油對人體的發炎產生趨向中性，也就是沒影響。當然，橄欖油含有多種天然多酚物質，具有抗氧化作用，是有利心血管健康的。不過要注意，橄欖油並非「必須脂肪酸」的理想來源喔，這點還是要說明的。重點還是在，不論買什麼植物油，維持飲食中理想的多元不飽和脂肪酸比例是必要的，這樣不但可幫助減少身體發炎指數，也有助維持長期的健康。

本次搜查結論

1. 烹飪時，勿過度集中單一種的植物油。多使用不同來源的植物油，或者可使用市面上已混合多種的調合油，記住，最好選擇有「芥花油」「大豆沙拉油」及「亞麻仁油」成分的調合油，才可確保 Omega-3 的「α- 次亞麻油酸」來源足夠。

2. 每日攝取 1 ～ 2 份堅果種子，如：核桃、杏仁、腰果等。也可提供豐富 Omega-3「α- 次亞麻油酸」。

3. 每週至少吃 2 份的深海魚（去皮、去內臟），例如：鮭魚、鮪魚、秋刀魚、鯖魚……等都不錯。深海魚含有長鏈的多元不飽和脂肪酸，如：EPA、DHA，可以幫助減緩身體製造過多的發炎介質。

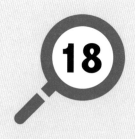

18

一般早餐店加蛋是「加5元」，有店家加的是土雞「黃殼蛋」，而非一般「白殼蛋」，聲稱營養價值高，所以「加8元」，合理嗎？

營養常識
隨堂考

黃殼蛋的營養價值跟白殼蛋是一樣的，只因產量少，所以價格高？

Yes　　No

Key Words　　土雞蛋，黃殼蛋，白殼蛋，葉黃素，類胡蘿蔔素

蔡營養師診聊室

沈媽：上次在逛農會市集時，我看到一家標榜「正港
放山土雞蛋」攤販，老闆說他賣的是貨真價實放山
土雞下的蛋，讓雞隻到處跑，放任在山林野間，跟
一般在農舍飼養的雞隻絕對不一樣。他還說他賣的
蛋，蛋殼呈現黃色是含較高的葉黃素，吃了可以顧
眼睛。當時聽老闆這麼說，實在吸引人，於是我就
買十幾個，雖然每顆蛋比一般白蛋要貴個 3、4 塊，
但我認為值得。

蔡營養師：沈媽，妳這純粹是買心安的。

Q 蔡營養師，究竟黃殼蛋跟白殼蛋，哪一種比較營養呢？
沈媽

A 其實，兩者營養價值差不多，沒有誰比誰好的問題。
蔡營養師　首先，蛋殼顏色與雞隻的飼養環境無關，而是與雞隻的品種有關。所以什麼「放山土雞只產黃殼蛋，一般飼料雞只產白蛋」，是錯誤的觀念。台灣最大比例的「產蛋雞」，高達八成都是白色羽毛的來亨雞。這是最普遍的品種。來亨雞在下蛋時，分泌於蛋殼的血紅素成分較少，故蛋殼呈現白色。就跟母雞的羽毛顏色是一樣的。相對地，只產「黃殼蛋」是褐色羽毛雞。但比例較低，雞隻的數量約只佔二成。

Q 所以，黃殼蛋之所以呈現黃色，並不是因為有比較高的
沈媽　葉黃素？老闆是騙我的？

A 也不能這麼說，葉黃素是屬於「類胡蘿蔔素」家族的一
蔡營養師　員，廣泛存在深綠色蔬菜中，動物性食品通常缺乏，但蛋黃是個例外，不論是白蛋或黃蛋，蛋黃都可提供豐富的葉黃素，這些成分都與視力的健康維持有關。所以，也不能說老闆騙人，只是，葉黃素存在蛋黃內，從蛋殼表面是看不出來的。

Q
沈媽

所謂一分錢，一分貨。如果黃殼蛋跟白殼蛋營養價值差不多，那為什麼市面上，黃蛋都比白蛋來得貴呢？

 A
蔡營養師

說穿了，主要還是物以稀為貴的道理。根據農委會的資料，目前在台灣，白色羽毛的來亨雞（只下白殼蛋）約佔八成，另外，來亨雞平均體型較小，產蛋率高，食用飼料也相對較少，因此對蛋農來說，成本較低，相對價格也較低。而褐色羽毛雞佔二成，平均體型較大，通常食用飼料量也比較高，想當然爾，蛋價就相對較高。

 本次搜查結論

1. 透過營養成分比較，黃殼蛋、白殼蛋的營養價值差不多。

2. 蛋殼顏色與營養價值無關，只與家禽類的品種有關。老一輩的傳統觀念裡，黃殼蛋是土雞蛋，白蛋是飼料雞蛋，或者黃殼蛋的營養價值高過白殼蛋，以上都是錯誤的迷思。

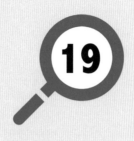

蔬菜只要氽燙 2 分鐘,冷凍儲存後可以放久一點,而且顏色不變黃,還能維持口感,是真的嗎?所有蔬菜都適用嗎?

營養常識
隨堂考

冷凍蔬菜營養價值與生鮮蔬菜一樣,而且更方便,因此可以取代所有的新鮮蔬菜?

Yes　　**No**

Key Words　　殺菁,葉綠素,冷凍蔬菜,過氧化酵素

蔡營養師診聊室

沈媽：蔡營養師，太好了，又在超市碰到你！我聽到一個有關「冷凍蔬菜」的說法不知真假，想要請教你。

蔡營養師：喔，沈媽，為什麼新鮮蔬菜不吃，要吃冷凍蔬菜呢？

沈媽：我當然知道吃新鮮蔬菜最好。是這樣子的，我兒子在竹科工作，三餐老是在外，除了是老外，也是「蔬菜攝取不族（足）」的成員！我打算每周寄給他一星期分量的冷凍蔬菜，他只要微波加熱或放電鍋蒸過、燙過，就可以吃到分量十足的蔬菜了！

蔡營養師：所以妳今天來到超市，是要買冷凍蔬菜？

沈媽：我原是這樣打算，但超市的冷凍蔬菜選擇太少。因此，我打算親手做。

以前我就聽說過，蔬菜只要先稍微汆燙，放冰箱可以放
2 ～ 3 個月都不會壞，品質也能維持得很好！這是真的
嗎？

沈媽

沒錯，這說法是有根據的。這個過程在食品加工學上，
稱為「殺菁」（blanching）。多數的包裝冷凍蔬菜，其
實都有經過「殺菁」這個過程喔。這可是業者不會告訴
妳的祕密唷！

蔡營養師

可是汆燙後，蔬菜不就已經熟了嗎？

沈媽

不！殺菁的目的不是為了要燙熟蔬菜。先簡單說，「殺
菁」是指生鮮的蔬菜迅速放入 80 ～ 100℃ 的熱水，通常
汆燙一到兩分鐘後迅速撈起，再放入冰水冷卻。冷卻後
就直接冷凍。

蔡營養師

多數的蔬菜本身存在著多種酵素，其中一種最重要叫「過
氧化酵素」，在儲藏期間，多數酵素會活化，進而導致
蔬菜變質，例如：產生不良氣味、顏色變黃、水分減少、
組織軟爛而口感欠佳……等，所以，只要短暫加熱就可
以破壞酵素活性，讓蔬菜的顏色不容易變黃。

Q 原來這個說法是真的，上次我看日本一個生活綜藝節目，

沈媽 有些媽媽會事先把毛豆燙過，再冷凍起來，他們說這樣
毛豆就不會膨大、產生臭味，也可以放比較久。可是，
經過「殺菁」後的蔬菜，營養價值不會被破壞嗎？

A 妳問得很好，加熱後的蔬菜，營養價值當然會有影響，

蔡營養師 其中又以「維他命 C」對熱最敏感。但其實只要控制時
間，汆燙不超過 2 分鐘，就可以減少破壞程度。

不過，並不是所有蔬菜都適合做冷凍蔬菜。在這還是要
說，我們鼓勵以新鮮蔬菜為優先。如遇風災，蔬果短缺，
或者農曆新年的市場休市，冷凍蔬菜是暫時性的替代方
案，透過小技巧，我們還是可以全年吃到豐富的蔬菜。

冷凍蔬菜以組織、質地較硬的蔬菜優先，例如：花椰菜、
紅蘿蔔、莢豆類，如：毛豆、四季豆、苦瓜、蘆筍較適
宜，冷凍儲存時間也可以比較長。其他作物如：玉米筍、
馬鈴薯也都適合。但是，葉菜類因為質地較軟，如：菠
菜或地瓜葉，汆燙後水分滲出較多，就不適合做「冷凍
蔬菜」了。

本次搜查結論

1.　「殺菁」是指將蔬菜倒入 80 ～ 100℃ 的熱水中，藉由破壞蔬菜的「過氧化酵素」，達到品質保存目的，是製作「冷凍蔬菜」的重要過程。特別注意的是，汆燙時間不要超過 2 分鐘，以減少營養素破壞，完成後迅速冷卻，直接冷凍。通常質地、組織較硬的蔬菜比較適合，如：花椰菜、紅蘿蔔、莢豆類的毛豆、四季豆、苦瓜、蘆筍等。

2.　蔡營養師當然鼓勵以「生鮮、當季盛產」的蔬菜為優先食用來源，如果因風災因素、蔬菜短缺、耕種不足、大量製備（如：餐廳、自助餐業者……等）或生活忙碌，「冷凍蔬菜」是一個經濟又不失飲食均衡的替代方案。

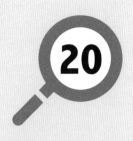

20

深綠色蔬菜、莢豆類（菠菜、扁豆等）含鐵量不低，但吸收率卻比紅肉、內臟來得差，只要補充「維他命C」就可改善嗎？

營養常識
隨堂考

進餐時喝一杯不加糖的新鮮果汁，或餐後搭配維他命C豐富的水果，可以促進腸道的鐵質吸收率？

Yes　　No

Key Words　　維他命C，血色素鐵，非血色素鐵，缺鐵性貧血，三價鐵，二價鐵

蔡營養師診聊室 🕩

這天沈媽憂心忡忡對蔡營養師説：蔡營養師，我們家小女兒今年剛上大學，之前卻在新生健檢時發現有缺鐵性貧血，加上她本身茹素多年，而且幾乎是純素，無法靠動物性食品增加鐵質攝取。雖然醫師也建議她可適當吃膳食補充劑，但這丫頭就是頑固，説這些保健食品都有藥味，她不太能接受。我聽説，動物性食品的鐵質吸收率比較好，植物性較差？是真的嗎？一般吃全素食的人，要怎樣才能從天然食物中補充鐵質呢？

Q 沈媽
人體對植物性的鐵質吸收率較差，是為什麼呢？

A 蔡營養師
與植物性食品比較之下，動物性的鐵質吸收較高，特別是家畜紅肉及所有內臟，理論上鐵的吸收率約在 15 ～ 35％。動物性的鐵約 40％ 是來自「血紅素」及「肌紅素」，當我們吃進動物性食品時，它們以穩定結構進入腸道，消化酵素分解後釋放了鐵離子，因此吸收率比較高，以上我們稱為「血色素鐵」(Heme Iron)。

而植物性的鐵 100％ 都是「非血色素鐵」，以無機鹽類的型態，存在植物外皮及果肉組織間。所以去除外殼、麩皮的精緻加工穀類，鐵質也會流失一大半。重點是，植物性的鐵質的吸收率差異很大，平均吸收率約在 6 ～ 12％。

由於植物性食物的鐵是「非血色素鐵」，在缺乏像血紅素、肌紅素這樣穩定結構的「保護傘」之下，鐵很容易與其他成分結合，而不易被小腸吸收。雖然說，部分植物也能提供不錯的鐵質來源，像深綠色的葉菜類（如：菠菜、蘆筍）、莢豆類（如：扁豆、四季豆）、堅果種子類（如：腰果、南瓜籽、濃縮的水果乾及葡萄乾）、未加工的全穀類以及海藻、海帶類……等。

然而，也因為這些植物本身含天然有機酸，特別是「草酸」和「植酸」。另外像是茶葉、生巧克力、可可含「多酚類物質」，以上這幾種天然成分只存在植物中，它會結合鐵質，反而阻礙了鐵質在腸道的吸收效率。同時，

過多的膳食纖維也會結合鐵離子，降低腸道吸收力。

 除了植物的鐵質吸收較差外，相較男性，為何普遍女性都缺鐵？

沈媽

 一般成人每天都會有正常的鐵質流失。包括：腸道黏膜細胞的正常脫落、汗水、尿液、膽汁的排泄流失，總計每日會損耗 0.5 ～ 1 毫克的鐵質。而女性因生理因素，如懷孕（血液容積量增加，相對使紅血球製造更多）、哺乳（因泌乳關係，鐵質需求增加），更重要的是，伴隨月經週期的經血流失（平均每 1 毫升的血液流失，就會耗損 0.5 毫克的鐵），所以女性整體的鐵質耗損較高，這也是為什麼多數女性經常是「缺鐵一族」。

蔡營養師

這樣看來吃純素的成人女性不就是「缺鐵一族」高危險群？

沈媽

 不用擔心，雖然植物性的鐵質吸收較差，但還是可以利用一些飲食技巧增加鐵質的吸收率。比方說，我們鼓勵進餐的同時，可以多攝取富含維他命 C 的生鮮水果，如：小蕃茄、奇異果、芭樂、櫻桃、柑橘、柳丁……等。

蔡營養師

Q
沈媽

維他命 C 可以促進鐵質吸收，為什麼呢？

 A
蔡營養師

以科學觀點來看，自然界中存在植物的鐵是氧化型態的「三價鐵 Ferric (Fe^{3+})」。而我們人體需要的鐵質必須是「二價鐵 Ferrous (Fe^{2+})」，才能被腸道吸收。維他命 C 正好有對抗氧化及還原的能力，假如，我們吃進了含鐵豐富的深綠色蔬菜，如一盤炒菠菜，餐後再搭配維他命 C 豐富的水果（如：芭樂、蕃茄），甚至在進餐同時喝一杯不加糖的柳丁汁、奇異果汁、芭樂汁……等，我們就可以攝取足夠的維他命 C，協助把「三價鐵」還原成「二價鐵」，以促進腸道的鐵質吸收率。

 Q
沈媽

哇，聽起來有點難，總之，想補鐵就是補充維他命 C 就對了！

 A
蔡營養師

是啊，即使植物性鐵質吸收率比較低，但只要善用飲食技巧，就可改善這缺點。我曾經看過國外一項研究，當攝取 50 毫克維他命 C 時（約等於 40 公克芭樂或 2 / 3 顆中型奇異果所含的量），植物性鐵質的吸收率約可提高 6 倍之多，這方法既簡單又有效呢！

順便一提的是，人體有一套精密的生理機轉系統，可以自行控管鐵質吸收率。說穿了，真正影響鐵質吸收率的，其實是自己體內的鐵儲存量。也就是說，當體內的鐵質

儲存量降低時，身體自然會提高鐵質的吸收率，而體內
鐵質的儲存量過多，已達飽和時，吸收率就會降低。

喔，這是為什麼呢？

沈媽

蔡營養師

道理很簡單，因身體儲存鐵的量有限，成人約 3 ～ 5 公
克，其中約 70％都是儲存在紅血球裡。其餘是骨髓、脾
臟及肝臟等。過多的鐵攝取將適得其反，反而會造成體
內的氧化性壓力，並對肝臟造成傷害。所以，人體設計
出一套精密的鐵質吸收系統，避免過之而不及。可別因
有缺鐵性貧血的問題，就擅自到藥房購買鐵劑或補充高
單位的營養補充劑。建議還是先與醫師及營養師充分討
論後，透過均衡飲食來改善，才是最安心可靠的！

本次搜查結論

1. 動物性的鐵質來源（如：家畜紅肉及所有動物內臟）約含有 40 ％的「血色素鐵」，血色素鐵（Heme Iron）型態較穩定，因此吸收率比植物性來得高。植物性的鐵質來源，100 ％都是非血色素鐵（Non-Heme Iron），容易受到植物本身所含的草酸、植酸、多酚類，甚至較高的膳食纖維結合鐵質，降低其吸收率。此外，植物性的鐵吸收率落差也很大，約 6 ～ 12 ％。

2. 對素食者來說，經常有鐵質攝取不足問題，故多攝食深綠色的葉菜類（如：菠菜、蘆筍）、莢豆類（如：扁豆、四季豆）、堅果種子類（如：腰果、南瓜籽、濃縮的水果乾及葡萄乾）、未加工的全穀類，以及海藻、海帶類。在進餐的同時，鼓勵攝取富含維他命 C 的生鮮蔬果（如餐的前中後喝果汁），可以幫助讓三價鐵還原成二價鐵，以促進鐵質吸收，藉以改善植物性鐵質吸收率較差的缺點。

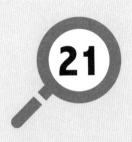

一提到「貧血」，大家第一個就想到就是「缺鐵」？如果是先天性貧血的人，可以靠營養來改善嗎？

營養常識
隨堂考

「後天性貧血」屬於營養性貧血，只要多「補鐵」就能改善？

Yes　　No

Key Words　　海洋性貧血，營養性貧血，血色素，鐵，葉酸，維他命 B12，維他命 B6

蔡營養師診聊室

這天，沈媽著急地問了蔡營養師：蔡營養師，我表妹的孩子診斷有地中海貧血，我在想，要不要買點鐵劑或維他命 B 群給她？

蔡營養師：不，沈媽，如果確診為「遺傳性貧血」，或稱為先天性貧血，透過營養補充幫助很有限，不能解決根本問題。

沈媽：可是就我讀到的文章，鐵、維他命 B6、葉酸等不都是紅血球正常生長所需要的營養素嗎？

蔡營養師：沈媽，妳說的沒錯。這些的確是紅血球正常生長需要的微量營養素。不過，先天性貧血是一種基因的遺傳疾病，使紅血球的結構有缺陷，導致最重要的攜帶氧氣能力血紅素（Hemoglobin）製造不足。因此，它不是任何營養素缺乏引起的貧血，也無法單靠保健食品的補充來改善。另外，「地中海貧血」是比較早期的名稱，這個要特別向妳說明。「地中海貧血」其實發生地點不侷限於歐洲地中海沿岸，包括：中國大陸沿海地區、台灣、東南亞的發生率並不低，因此，正確說法，應該要叫「海洋性貧血」。

在台灣，「海洋性貧血」發生率好像不低？這是一種常見的遺傳疾病嗎？

沈媽

根據調查，台灣約有 150 萬名的基因缺陷攜帶者（等於每 15 個人就有 1 個是帶原者），但重點是，不是每個帶原者都會發病，還是要看遺傳基因的嚴重程度。先天性貧血是本身紅血球「結構」出了問題，與營養素缺乏無關。即使，額外補充「高單位」的微量營養素，例如：鐵、銅、葉酸、維他命 B12……等，坦白說，都是徒勞無功的。接受醫學診治，定期輸血或嚴重者進行骨髓移植，才是解決之道。

蔡營養師

原來如此，先天跟後天有這樣的差異。補充鐵、銅、葉酸、維他命 B12 等微量營養素，只適用在「後天性貧血」？

沈媽

每當蹲低後站起，覺得眼冒金星，站不穩，做完健檢報告，才知道「血紅素濃度」是紅字，或者「血球容積比」低於標準，就直覺認為要補鐵。但是，不是每一種貧血都需要補鐵。貧血，要「對症下藥」，不是盲目地「補鐵」就可以了。

營養醫學上，營養性貧血概分為五種，其中以「缺鐵性貧血」最為常見，典型症狀是紅血球的數量較少及本身

蔡營養師

的形狀也較小，以致血紅素濃度較低。常見於女性，因
生理期排出經血，身體流失的鐵質增加導致。

成人女性一天建議攝取 15 毫克的鐵質。有一種與「缺鐵
性貧血」症狀很相似，是由「維他命 B6」缺乏引起的「小
細胞低色素貧血」，因為紅血球比正常的形狀小，顆粒
數也較少，造成血紅素濃度不足。不過現代人營養狀況
良好，幾乎很少發生。

Q 維他命 B6 的缺乏，為什麼會造成紅血球的形狀縮小呢？

沈媽

A 簡單來說，維他命 B6 是專門負責人體內蛋白質與胺基酸

蔡營養師 的生成，其中，每個紅血球的結構中央，都有一個很重
要的成分蛋白質叫「血基質」（Heme），負責專門結合
氧氣。一旦維他命 B6 不足，「血基質」的合成能力就會
降低，於是乎，紅血球就會比正常形狀來得小。

「小細胞低色素貧血」很少發生在成人，多發生斷奶後，
只吃配方奶的 6 到 12 個月較大嬰兒身上。配方奶本身會
額外添加維他命 B 群，但在沖泡時，若經常加入沸騰的
熱開水，就會破壞維他命 B 群，如：維他命 B6 及 B2。
因此長期下來，「小細胞低色素貧血」就容易發生在只
吃配方奶的較大嬰兒身上，所以，新手媽媽、爸爸請注
意，不要用沸騰的 100℃ 熱水來沖泡奶粉，泡奶粉時，
最好不超過 70℃ 的水溫。

另一種「巨球性貧血」，跟前面兩種貧血相反，它的紅血球比正常形狀大，但都是未成熟的紅血球，血紅素濃度也不足，主要是缺乏葉酸及維他命 B12。一般成人較少見，較常出現在長期使用抗生素者、長期酗酒者，因為體內對葉酸吸收不足導致。

最後要說的是「惡性貧血」，這個症狀比較嚴重，常伴隨神經系統病變，主要是維他命 B12 吸收不足或發生障礙有關。高風險族群有：長期嚴格的全素者（不吃蛋奶素）、長期酗酒者、長期服用抗生素、胃酸分泌不足（常發現在 65 歲以上老年人）、迴腸切除者、自體免疫疾病者等，一般成人反而較少見。其紅血球形狀與「巨球性貧血」相似，但伴隨較嚴重的神經病變。

沈媽

那要如何區分貧血的類型呢？

蔡營養師

一般生化血液分析，最基本的，就是先從「血色素檢查，Hb」開始判斷，男性不低於 12g ／每 100 c.c. 血液，女性不低於 11g ／每 100 c.c. 血液。「血球容積比，MCV」「血球比容值，HCT」都可以加強判斷血紅素濃度是否異常，若有異常，醫師通常再進一步透過「全血球細胞計數，CBC」，來評估紅血球的大小是否正常。同時，也要瞭解日常飲食狀況、有沒有服用藥物、身體其他疾病，來進一步判斷。

本次搜查結論

1.　「先天性貧血」是遺傳疾病，與營養素缺乏無關。花了大錢買營養補充品，幫助有限，定期接受醫學診治才是解決之道。

2.　「後天性貧血」是營養性貧血，「製造與維持紅血球正常功能」的微量營養素，如：鐵、銅、葉酸、維他命 B12、維他命 B6 等都有關係。不是所有貧血都要補鐵。「補鐵」補過頭，可能導致肝臟損傷，體內儲存鐵過量，也會增加體內的氧化壓力（體內產生過多的游離鐵）。不同貧血對應不同的營養需求，透過血液分析與診斷，選擇適合的營養素，才能對症下藥。

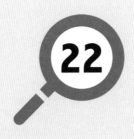

22

別擔心，這可不是黃疸。南瓜、紅蘿蔔、地瓜、木瓜等黃色系蔬果吃太多，皮膚可能會變黃，為什麼？

營養常識
隨堂考

「胡蘿蔔素血症」對身體無害，只要中斷攝取黃紅色系蔬果，如南瓜、紅蘿蔔等，無須特別就醫，幾周後即可獲得改善？

Yes　　　No

Key Words　　β−胡蘿蔔素，類胡蘿蔔素，胡蘿蔔素血症，嬰兒副食品，黃色系蔬果

蔡營養師診聊室

沈媽：蔡營養師，食物竟然也會影響皮膚的顏色，你說誇不誇張？

蔡營養師：沈媽，怎麼突然說這個呢？

沈媽：事情是這樣的，我家大兒子生了第一胎孫女妮妮，現在都十個月大了，除了還繼續吃母乳外，妮妮開始吃副食品也有好一陣子了。

蔡營養師：恭喜啊，那妳在擔心什麼呢？

沈媽接著說：前天，我發現妮妮看起來不太一樣，臉好像有點黃黃的。尤其是腳掌、手掌看起來更黃一些。起初以為是黃疸，趕緊帶妮妮去給醫師看。醫師檢查後，說這不是黃疸，而是什麼胡蘿蔔……色素沉積……好長一串字，我忘了……

蔡營養師：應該是指「胡蘿蔔素血症」（Carotenemia）。簡單說，也就是飲食中吃進過量的類胡蘿蔔素，而沉積在皮膚上，因此，皮膚看起來才會黃黃的。

沈媽

醫師說，「胡蘿蔔素血症」比較常發生在吃副食品的嬰幼兒上。為什麼呢？

 蔡營養師

首先，「類胡蘿蔔素」是廣泛存在蔬果中的一種脂溶性的天然植物色素。它底下有很多成員，包括 Beta（貝塔）β-胡蘿蔔素、茄紅素、葉黃素及玉米黃素等。因為含有這些色素，故使得蔬果外觀呈現黃色或黃橙色。

與生理性黃疸不同的是，「胡蘿蔔素血症」除了皮膚黃之外，眼球通常不會像黃疸一樣變成黃色，最主要是手掌及腳掌的色素沉積。而膚色越是淺白，就會越明顯。

 沈媽

我不太理解的是，小朋友已經吃副食品好幾個月了，為什麼之前都沒事，直到最近，手、腳掌才變得黃黃的？

 蔡營養師

沈媽，「胡蘿蔔素血症」之形成，需要好幾週的時間，甚至 1 ～ 2 個月，當寶寶從飲食中吃進大量的類蘿蔔素，血液循環的濃度達到某一程度時，才會逐漸出現在皮膚上。

 沈媽

那為什麼多發生在吃副食品的寶寶身上呢？

 蔡營養師

首先，寶寶的體表面積較小，吃進的這些天然植物性色素，特別是脂溶性的天然色素，如類胡蘿蔔素，代謝也

較成人緩慢。另外很多副食品，不論是自己 DIY 或者市售寶寶食品，不少都以南瓜、菠菜、紅蘿蔔為基底，這些食物都含有豐富的類胡蘿蔔素，長期且集中食用，就可能產生皮膚變黃的現象。

原來如此，這會有什麼樣的後遺症呢？要不要就醫？

沈媽

飲食造成的「胡蘿蔔素血症」，不論是大人小孩，通常不會有什麼負面影響。只要掌握二個原則：「不集中」「不過量」。一旦發現色素沉積情形（如：臉、手掌、腳掌看起來比平常黃），只要中斷這些食物來源，約 2～3 週之後，情況自然就會好轉，通常不需特別就診。

蔡營養師

值得注意的是，深綠色的蔬菜，如：菠菜，花椰菜，豆莢類，萵苣等也含有 β-胡蘿蔔素。所以囉，不是只有黃色系蔬果的紅蘿蔔、木瓜或根莖類的南瓜、地瓜等才有，在幫寶寶準備副食品時，同樣也要注意。

成人是不是比較不容易發生「胡蘿蔔素血症」？

沈媽

沈媽，在某些極端的案例，也可能發生在成人，特別是素食者身上。

蔡營養師

只要長時間，過量且集中食用這些食物，都可能有機會

發生。尤其膚色較白的人，情況更是明顯。夏天是芒果盛產的季節。曾有新聞報導，有位民眾非常愛吃芒果，一天都要吃上至少 8 顆中型以上的芒果，幾週下來，膚色就開始變黃了。另外國外文獻也曾有案例，有位吃素的婦人，每天平均食用 10 根以上的紅蘿蔔，包括打成果汁、做成蛋糕或派，二、三個月下來，手掌膚色就明顯變黃。

長時間大量飲用蔬果汁，特別是紅蘿蔔汁，或做成西點蛋糕，都有可能過量的疑慮。所幸飲食造成的「胡蘿蔔素血症」，只是一種天然的色素性沉澱，不會對身體有害，只要減少這些食物攝取，幾周之後，就會變回正常。

本次搜查結論

1. 過度集中且大量食用含類胡蘿蔔素的食物（如：芒果、紅蘿蔔、地瓜、南瓜……等），尤其是吃副食品的嬰幼兒，持續一段時間後，就易產生「胡蘿蔔素血症」。此症狀主要是臉部、手掌、腳掌的膚色看起來比平常黃。

2. 一般來説，「胡蘿蔔素血症」不會對身體有害，不論大人或小孩，在身體未出現任何不適症狀的情況下，只要中斷攝取該類食物，無須特別就醫，幾周後，即可獲得改善。

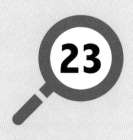

23

不用咀嚼，年長者也適合吃的麻油麵線或蚵仔麵線，其「含鈉量」比一般麵條高？

營養常識
隨堂考

麵線內含大量鹽巴，食用前只要經過多次水煮，就可以減少含鈉量？

Yes　　No

Key Words　麵線，鈉，食鹽，麵筋，醇溶蛋白，麥穀蛋白

蔡營養師診聊室

沈媽：蔡營養師，我跟你說，我最近剛拔完牙，米飯、麵條都不太方便吃。原以為這段時間只能吃白粥而已，後來發現「麵線」也非常好吃，不但容易咀嚼，又很好吞食。不過聽說麵線的「含鈉量」不容小覷，甚至是一般麵條的四倍之高，這是真的嗎？

蔡營養師：是的，麵線跟麵條的成分都一樣，基底都是「麵粉、水以及鹽巴」。不同的是，麵線的含鈉量是非常驚人的。一碗白飯（4 份主食類，約 200 公克）含鈉量不到 10 毫克，乾麵條（4 份主食，80 公克）含鈉量約 400 毫克；至於乾麵線（4 份主食，100 公克），在未煮過之前，含鈉量就高達 2800 毫克，等於 7 公克的食鹽，就是約一茶匙半的鹽巴唷。

Q
沈媽

我看各國的每日飲食指南建議，成人每日的鈉攝取量不
超過 2400 毫克，那麼我只要吃完一碗麵線，含鈉量就
完全超標了？

 A
蔡營養師

是的，不過沈媽也無須太緊張。因為麵線在食用前會用
熱水煮過，表面的鹽巴會隨著煮過的熱水流失一些，實
際上我們吃進去的鈉含量，不會這麼高。

 Q
沈媽

為什麼麵線的含鈉量比麵條還要高呢？

 A
蔡營養師

這跟製作條件有關。麵粉是小麥做的，小麥中存在一些
蛋白質，食品加工學上稱為「麵筋蛋白」，如：「醇溶
蛋白」「麥穀蛋白」等。因為有這些麵筋蛋白質，所以
麵粉才有韌度，麵糰才可以拉長，做成各種不同形狀。
而麵線的製作，重點在麵糰反覆經過「拉長」的步驟，
才能又細又長。重點是不能斷裂，如果輕輕一拉就斷裂，
那麼，我們可能就會說，這麵線的配方比例是失敗的！

 Q
沈媽

所以，麵糰的延展性跟鹽巴有關係？

 A
蔡營養師

是的，沈媽妳說到重點了，對麵線的形成來說，加入鹽
巴是很重要的一環。鹽可以穩定麵糰中「麵筋」蛋白質

的結構強度，大大提高「延展性」，使麵線不容易斷裂。

 Q 沈媽　鹽巴如果少加一點，會怎樣呢？

 A 蔡營養師　如果鹽巴加得少，麵糰的「延展性」就會受影響，反覆拉長幾次，麵線就容易斷裂。對麵線師傅來說，成功的麵線，鹽巴的比例很重要。在傳統觀念裡，麵線就是要「又細又長」且「不易斷裂」，筷子挾起時能拉得愈長，更象徵長壽之意。

相對的，一般麵條因為厚度夠，也不需要反覆經過「拉長」步驟，所以鹽巴的比例不需那麼高。

 Q 沈媽　那麵線的鹽巴究竟是放了多少呢？

 A 蔡營養師　這可是業者的商業機密唷！不過，通常，鹽巴的比例至少是整個麵糰重量之 3％，而且為了充分讓麵糰吸收鹽分，部分業者會用鹽水再倒入麵糰，而不是直接將麵粉和鹽混合。

 Q 沈媽　蔡營養師，我還聽說麵線加鹽巴，還有防腐的功能，對嗎？

蔡營養師

其實乾麵線，水分含量已經在 16％以下，可以抑制許多微生物的繁殖。不太需要靠鹽巴來防腐。麵線加鹽巴主要的功能，還是增加它的延展性，拉長時不易斷裂。

另外有一件事要提醒沈媽，近幾年，市面推出許多拌麵的醬料，甚至也有麵線的專用佐醬。雖然說，當麵線水煮後，可讓部分的鈉流失掉，但這時若再加入醬料，又會把鈉加回來了。

沈媽

我是個麵線控，又很愛拌醬，有什麼方法可以讓「鈉」少攝取一點呢？

蔡營養師

關鍵還是在「水煮及水洗」這個過程。首先，乾麵線下鍋前，可事先用冷水泡軟，再用流水沖洗 5 ～ 10 分鐘，使麵線表面的鹽分流失。之後，重點來了，水滾後，請使用深底的大鍋烹煮，而不是淺底鍋，這樣可以增加「水上下對流」的空間，提高鈉的流失率，麵線撈起後，再迅速放入冷水裡，這時再洗滌一次，不但可讓鈉流失，經過「熱漲冷縮」原理，麵線口感會更具彈性與 Q 度。

沈媽

那醬料呢？是不是最好別再碰了？

蔡營養師

我當然知道麵線拌醬很美味，其實按照剛才的步驟，至少三次「水洗及水煮」麵線後，個人認為，鈉的流失量可達六成，所以也無須嚴格限制醬料。這裡還有個小技巧告訴妳，在拌醬時，醬料罐子不要用倒的，先用半茶匙（約 2.5 公克）適量裝取，加點水稀釋或拌入少許的植物油，以避免醬料過少，產生麵線結團的窘境。當然，更鼓勵偶而使用天然香辛料（如：香茅、檸檬汁、蔥、薑、蒜泥、八角⋯⋯等）調味，取代現成的調味醬，鈉的攝取量就可再更少一點。

本次搜查結論

1. 麵糰加入鹽巴,可提高小麥蛋白結構的強度,增加韌性。以麵線製程來說,需不斷「拉長」,為了不易斷裂,麵線加入「鹽水」的比例通常比麵條高,以維持好的「延展性」及「韌度」。

2. 一般乾麵線的含鈉量非常驚人,未煮過之前,一碗麵線(4 份主食,100 公克)含鈉量粗估就有 2400 ～ 2800 毫克。年長者或血壓高朋友,食用前需注意食用分量及烹調方式。煮麵線前先用冷水沖洗,建議使用深底鍋、開大火用熱水煮過,撈起後再用冷水沖涼,最後將剩餘的水倒掉,反覆幾次。如此一來,就能讓麵線的鈉流失,減少鈉的攝取量。

Chapter 3 原來如此「食安篇」

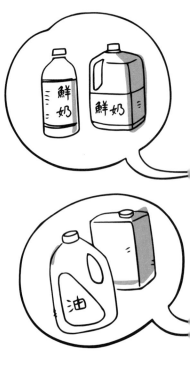

Q 妹

9 年級生，某國立大學食品科學系，希望畢業後能考取「食品技師」及「營養師」等專業證照。她認同蔡營養師「食安首重於營養」的理念。希望將來進入公家體系擔任稽查員，為台灣的食安把關。

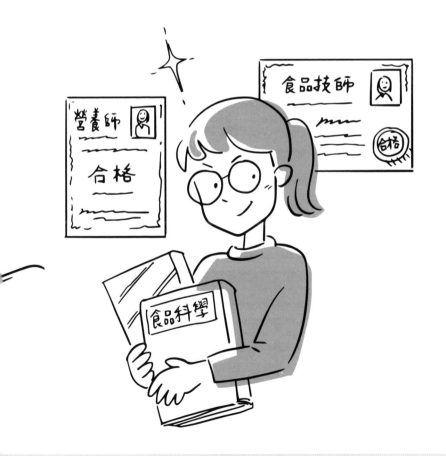

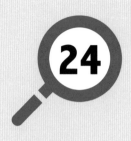

為什麼超商賣的奶茶、咖啡飲料都會添加「乳化劑」？愛喝奶茶、咖啡的朋友，長期下來是否會影響健康？

營養常識
隨堂考

乳化劑是從牛乳提煉出來的天然食品添加物？

Yes　　No

Key Words　乳化劑，脂肪酸甘油酯，奶精，食品添加物，反式脂肪

蔡營養師診聊室 🔊

Q妹：蔡營養師你好，今年我剛考上食品科學系，對食品衛生安全有莫大的疑慮，雖然我知道之後上課可能會學到，不知是否可以先請教你呢？

蔡營養師：別這麼客氣，有什麼問題請盡量提出來喔！

Q妹：我的同學都愛喝飲料，我承認自己也是。最近開始在成分標示上看到乳化劑，好多奶茶飲料都有添加，這是從牛乳提煉出來的嗎？

蔡營養師：不，乳化劑跟牛乳完全沒關係。簡單說，乳化劑是一種合法使用的食品添加物。

Q妹

飲料中加乳化劑的目的是什麼呢？

 蔡營養師

以食品業者的立場來看，加乳化劑的目的是讓食品質地更安定，在產品的保存期限之內，都能讓消費者享用最佳的品質。

 Q妹

所以，乳化劑是非加不可囉？

 蔡營養師

不。乳化劑只是讓食品更安定，不是非加不可。通常額外添加油脂的食品，如：奶油、奶粉……等，加了乳化劑，就可以充分讓脂肪與水分均勻混合，不產生分離。一旦產生分離的現象，就會影響口感及外觀。

值得一提的是，天然食物中就含有乳化劑，例如：我們常吃的美乃滋或沙拉醬，最容易有油水分離的狀況，因此會放入蛋黃，因蛋黃的卵磷脂就是一種天然的乳化劑。

 Q妹

一般手搖杯奶茶加的奶精，是不是也含有乳化劑呢？

 蔡營養師

是的，市面上販售的奶精，大多都是以椰子油的脂肪酸再添加少許乳化劑製成，所以製做奶茶時，奶精與紅茶才會均勻的混合而形成漂亮顏色的奶茶。

那要如何知道哪些產品含有乳化劑呢？

很簡單，有些產品會直接在成分後方括號寫乳化劑，一目了然。但有些產品不會特別標註，只寫成分名稱，一般人可能較難認出。台灣合法使用的乳化劑達 29 種，就我的觀察，市面上最普遍的是「脂肪酸甘油酯」，所以下次妳看到這成分時，不要懷疑，它就是乳化劑的一種。

加了乳化劑的食物，吃多了會傷身嗎？

只要業者使用的是合法來源的乳化劑，也就是目前台灣公告的 29 項乳化劑之一，不必擔心安全問題，例如「脂肪酸甘油酯」就是最常見的乳化劑之一。首先，美國食品藥物管理局（US FDA）將「乳化劑」列為「一般認為可安全使用之物質」（GRAS），經由嚴謹的安全性研究佐證。

可是最近我聽說，乳化劑可能含有惡名昭彰的反式脂肪，是真的嗎？

確實，近年來國外有科學家提出這樣的看法。但是，反式脂肪主要來源還是半氫化植物油。有的營養科學家認

為，乳化劑是否含反式脂肪還有待爭議。此外，業者使用乳化劑時，只要使用微量就能發揮作用，如：奶茶、冰淇淋……等，因此，比例通常不超過產品組成的 1～5%，所以，乳化劑含反式脂肪的可能性，可說非常低。我覺得要特別注意的是，會添加乳化劑的產品，通常是脂肪及糖分較高的食物，如：奶茶、咖啡飲料、花生醬、冰淇淋、人造奶油……等。食用時，反而應該先注意分量的控制，以避免熱量過度攝取，而不是過度擔憂乳化劑的安全問題。

本次搜查結論

1. 食品中添加乳化劑的目的，是讓油脂與水相互溶合，保持更穩定的品質，如常見的奶茶、咖啡飲料、冰淇淋……等。

2. 乳化劑是經過安全評估的食品添加物，台灣可合法使用的乳化劑達 29 項，其中最普遍的是「脂肪酸甘油酯」。只要業者取得合法來源，適量添加於食品，不至於影響健康。

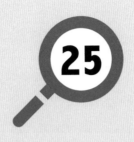

25

超商買的蛋糕、麵包，部分加了「化學澱粉」，這跟一般澱粉有什麼不同？長期吃安全嗎？

化學澱粉指的是「食用修飾澱粉」，不管在台灣或國際上皆以食品添加物來管理？

Yes　　**No**

Key Words　食用修飾澱粉，黏稠劑，澱粉老化，食品添加物

蔡營養師診聊室 🔊

Q妹：蔡營養師早安，最近超商的麵包搭配咖啡有優惠，我已經連續好幾天的早餐都吃超商麵包了。而且我有聽你的話喔，拿起食品前，第一當然是要看日期，接著我會看營養標示，特別是熱量。

蔡營養師：很好喔，為了妳的健康，請繼續保持！

Q妹：最近，我開始學著看成分標示，訝異的是，麵包工廠做的麵包，成分高達十幾二十種，而且都是我還沒學過的化學專有名詞。

Q妹

麵包工廠出品的成分真是無敵爆多的，什麼乳化劑、調味劑、脂肪酸甘油脂、脂肪酸丙二醇脂、碳酸氫鈉……，我還以為在上化學課呢，算一算，每款麵包至少都有二十種以上的食品添加物，這些添加物是安全的嗎？

 蔡營養師

妳看完這些成分標示後，妳還是買了？

 Q妹

其實，我只有稍微猶豫一下，還是買了，畢竟是連鎖超商，應該也不至於拿自己的商譽開玩笑。但是我有個疑問，像麵包、蛋糕是澱粉類食物，成分一定含有低筋、高筋麵粉、玉米澱粉，甚至馬鈴薯澱粉……等。但有些麵包卻會出現一些奇怪的澱粉名稱，像是：乙醯化磷酸二澱粉、磷酸二澱粉、氧化羥丙基澱粉……都是我完全沒聽過的。這些澱粉怎麼來的？跟一般麵粉一樣，都是從穀類研磨出來的嗎？還是化學合成的呢？

 蔡營養師

Q妹，先別慌張。妳剛才講的澱粉，我們稱之為「食用修飾澱粉」，早期又稱為「化製澱粉」。在台灣是可合法使用的食品添加物。另外，它並不是100％都是化學合成，而是以一般可以食用的穀類為原料，像：米、小麥、馬鈴薯、樹薯……等，將它們研磨成粉後，經過適當的化學藥品或酵素處理，改變部分結構，調整黏度，就成為「食用修飾澱粉」。

為什麼需要食品添加物呢？加這些修飾澱粉有必要嗎？

 個人看法是，麵包工廠每天要生產數千、甚至數萬個麵包，跟一般麵包店的生產方式是很不一樣的。面對大量的產品，維持一致的品質很重要。因為是市售已包裝的食品，必須維持一定的保存期限。比方說，超商買的麵包，至少保存期限為 3 天。此外，大量生產還要考慮產品的一致性，若全都是天然澱粉，很難避免有澱粉老化、結晶等現象，讓口感變硬，失去風味。依法規，業者適當添加「食用修飾澱粉」，可使食品的品質穩定，以維持口感。

 這些澱粉都經過化學藥品或酵素處理，那我們吃進身體是否安全呢？

 這些「食用修飾澱粉」已經過嚴謹的安全性評估，並遵循國際標準，目前在台灣以食品添加物的「黏稠劑」名稱，採「正面表列」管理。也就是表列上有的才能使用，而且每一項都有嚴格的規格，包括：重金屬、化學藥劑的殘餘量、二氧化硫限量……等。換句話說，只要業者使用的是合法來源，且內容合乎台灣食品添加物制訂的規格標準，大致上是安全無虞的。

話是這麼說沒錯啦，但我的擔憂是，長期食用會不會有潛在的隱憂？

有關這點疑慮，國際間的食品安全專家都有在監控評估。歐盟食品安全局（**EFSA**）在 **2017** 年的評估報告，更以動物實驗所暴露的最高劑量暴露模式說明，這些國際准用的「食用修飾澱粉」，不論是短期或長期，在基因毒性、生殖毒性，在動物實驗即使給予高劑量，都沒有發現不良結果，而以現有證據來說，未看到對人體有害的報告。

本次搜查結論

1. 化學澱粉，是指「食用修飾澱粉」，國際上皆以食品添加物來管理。在台灣以食品添加物的「黏稠劑」，採「正面表列」管理，安全性來說，已經過嚴謹的安全性評估與規格規定，歐盟也在 2017 年提出安全性保證，因此，無須過於擔憂。

2. 以健康維持觀點來看，「食用修飾澱粉」終究是食品添加物。儘管它雖然安全，但在維持健康的立場上，還是以原始、天然食材為優先考量。簡單說，我們飲食中，食品添加物越少越好。消費者有權利，可明智的選擇購買與否。

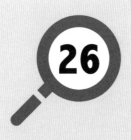

26

瓶裝茶飲添加「小蘇打」,炒菜也可以放「小蘇打」,為什麼?吃多了會傷身嗎?

炒青菜加小蘇打可以保持翠綠色,但這樣做反而會破壞蔬菜本身的維他命 B 群,降低營養價值?

Yes　　**No**

Key Words　　小蘇打,碳酸氫鈉,維他命 C,抗氧化劑,茶多酚,葉綠素

186 Chapter 3 原來如此「食安篇」

蔡營養師診聊室 🔊

這一天，Q妹在學校遇見蔡營養師時，手裡正拿著一瓶市售的無糖瓶裝綠茶。

Q妹：蔡營養師，你喝瓶裝茶嗎？

蔡營養師：不常喝，妳呢？

Q妹：以前我很常喝，但現在就比較少喝了。蔡營養師請問你，為什麼市售的瓶裝茶，要加小蘇打呢？自從上了大學食品科學系，開始對食物的成分比較敏感，以前喝什麼都沒感覺，現在一樣的東西喝完都會覺得怪怪的。像這瓶飲料的成分，有水、茶葉萃取液，還有抗壞血酸……一般人怎麼會知道這些添加物？我們要怎麼選擇，才能吃得健康呢？

Q妹 蔡營養師，像這瓶罐裝茶的維他命 C，後方有寫「抗氧化劑」，一般人就能明白，像「抗壞血酸」這種名稱，對消費者來說，是完全無感的。

 蔡營養師 抗壞血酸是學名，也就是大家所熟知的維他命 C。對茶飲業者來說，瓶裝茶的保存期限有 6～10 個月。妳看喔，在這麼長的期間內，業者為了要維持茶的品質，特別是風味與色澤，有些會添加少許的維他命 C，主要就是在保護茶葉的某些成分，避免氧化及變質。

 Q妹 某些成分？像咖啡因嗎？

 蔡營養師 不是咖啡因，是茶葉本身釋放的多酚物質，如：兒茶素或單寧酸。因為這些成分如果被氧化了，就可能產生褐變，顏色變深，影響外觀，甚至風味也受影響。Q妹妳瞧，幾乎一半以上的瓶裝茶飲料，都添加了維他命 C 來當抗氧化劑。

 Q妹 的確，我也觀察到，早上泡的紅茶，放到下午顏色就會變深，跟黑咖啡一樣。但這跟小蘇打又有什麼關係呢？

小蘇打的正式學名是「碳酸氫鈉」，它是一種國際上合
法使用的食品添加物，在台灣也是。小蘇打的 pH 值約
為 10，呈中度鹼性，外觀是白色結晶粉末，摸起來有點
滑滑的。雖然說，維他命 C 具有抗氧化作用，不過它的
缺點是呈酸性，pH 低於 7，若添加於茶飲料裡，可能會
增加茶的酸度。對某些茶種來說，在低酸性的環境下，
色澤也會受影響。所以業者會另外加一點鹼性的小蘇打
粉來調整 pH 值。

喔！我知道了，原來是「酸鹼中和」的原理。所以只要
茶飲料有加維他命 C 的，都會加小蘇打。

對，可以這麼說。

那小蘇打吃多了，會傷身嗎？

這點妳大可放心。小蘇打（碳酸氫鈉）在台灣、美國及
歐盟，都已經過安全評估，且是可以合法使用的食品添
加物。人類早在 18 世紀，就開始使用小蘇打來作為食品
的用途。例如：烘焙麵包、西點的膨脹劑。目前沒有報
告顯示，小蘇打對人體有安全疑慮。
尤其以茶飲料來說，添加的小蘇打比例非常低，可能不

到產品的 1％，甚至更低。因為加多了，也會影響茶的口感，產生澀味。要注意的是，小蘇打在台灣，是以食品添加物來管理。

 小蘇打也有制訂嚴格的規格標準嗎？

是的，千萬記住，用在食品上的小蘇打，絕對要領有食品添加物許可證，必須是食品等級，才能確保純度達到 99％以上；用在食品的小蘇打，都必須合乎嚴謹的食品添加物規格，像雜質、氯化物、砷含量這些項目，如此一來，對消費者才有安全的保障。之後妳上課應該都會學到。

洗衣用的小蘇打，跟食品用的小蘇打是一樣的嗎？能不能拿洗衣用的小蘇打，加到食品裡呢？

同樣都是小蘇打，但是規格不同、純度也不同。非食品級的小蘇打，重金屬、純度、雜質都沒有經過把關和鑑定，可別貪小失大，加在食品裡，那可是不利於健康的。

蔡營養師,我還有個疑問,人家說,炒青菜放一點小蘇打,可以避免菜色變黃?這跟茶飲料放小蘇打的原理是不是一樣?

以食品化學的角度來解釋,兩者加小蘇打有相同的目的,就是酸度調整,維持適當的 pH 值。青菜呈現綠色,是因為青菜含有一種天然色素叫「葉綠素」。剛才提到,小蘇打粉的 pH 約為 10,呈中度鹼性的白色粉末。食品中加一點小蘇打,可以減少酸度,讓「葉綠素」在微鹼的環境下更穩定,呈現漂亮的翠綠色,而不是為了抗氧化的作用,請別跟維他命 C 弄混了。所以,妳看加了醋的醃黃瓜或醃泡菜,是不是會呈現黃色?因為在酸性的環境下,葉綠素結構會被破壞,而呈現比較不吸引人的黃綠色。

原來如此。不過,我認為炒青菜就是趁熱快吃才美味,不用刻意加小蘇打粉來滿足視覺,而失去原有的食材風味。

沒錯,小蘇打如果加多了,不但會讓口感欠佳,還會破壞蔬菜裡的維他命 B 群,降低營養價值。

本次搜查結論

1. 包裝茶飲料，因保存期限長（可長達 6 個月以上），為了避免茶葉的多酚物質氧化，業者通常會添加維他命 C，產生抗氧化作用，以避免茶的風味與色澤變質。不過，由於維他命 C 本身呈現酸性，可能會使茶飲料酸化，所以茶飲料業者在加了維他命 C 後，還會再添加少許的小蘇打（碳酸氫鈉）來調整酸度，藉以維持合理的 pH 值。

2. 「食品添加物」等級的小蘇打（碳酸氫鈉），才可以使用在食品中。如此，才能確保其純度、雜質、重金屬控制在嚴格的規範內。非食品級、來路不明、沒有完整包裝、也沒有食品添加物許可證的小蘇打粉，或一般洗衣、清潔用的小蘇打粉，絕對不可以使用在食品上。

3. 炒青菜加「小蘇打」跟茶飲料加「小蘇打」原理相似，兩者都是調整酸度，以維持色澤。不過，炒青菜加小蘇打，反而會破壞蔬菜本身的維他命 B 群，而降低營養價值。所以，青菜還是趁熱吃最美味！

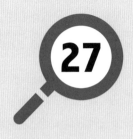

27

有些人吃完鮪魚蛋餅或三明治後會心跳加快，嘴唇或舌頭也有麻麻的感覺，但吃鮪魚生魚片卻不會。這是食物過敏？還是食物中毒？

營養常識
隨堂考

中溫型腐敗菌只會附著在特定的魚類，如：鮪魚、沙丁魚、鯖魚等呈現深紅色的魚肉？

Yes   No

Key Words　鯖魚科中毒，組胺酸，組織胺，組胺酸脫羧酶，中溫型腐敗菌

蔡營養師診聊室

Q妹：蔡營養師，請教你喔，最近好幾次我吃完早餐店的鮪魚蛋餅後，不到半小時就覺得舌頭、嘴唇有麻麻的感覺，臉也有點漲紅，心跳也突然加快，我懷疑是海鮮過敏，但也覺得有點像食物中毒。

蔡營養師：除了鮪魚之外，妳吃其他海鮮類食物後，也有同樣狀況嗎？

Q妹：不會，吃蝦仁、花枝、貝殼類或鮭魚就沒這問題。好像只有吃鮪魚才會。奇怪的是，吃鮪魚生魚片時反而不會有以上症狀。

蔡營養師：如果對鮪魚過敏，只要有一點過敏原（即使微量）都會引起過敏症狀。妳每次吃含鮪魚的產品，都會出現不舒適的症狀嗎？

Q妹：不是每次都會。印象中，我吃早餐店的鮪魚蛋餅或攤販賣的鮪魚蔥抓餅，偶而幾次才會有類似的症狀。

蔡營養師：那麼我大概知道可能的原因了，不過，還是要先給妳一個任務，下次妳點鮪魚蛋餅或蔥抓餅之前，請注意老闆在料理之前，鮪魚是從哪邊拿出來的，好嗎？

隔天，Q妹完成蔡營養師的要求，透過 APP 通訊軟體答覆了蔡營養師。

Q妹　在我學校附近的早餐店，老闆會先將一大罐（800 公克商業用）鮪魚罐頭倒出來，放在一個容器裡，然後再加入他們自製的洋蔥、美乃滋、胡椒……來調味。完成後，就將鮪魚沙拉放在調理桌上，就是鐵板的前方。

蔡營養師　也就是說，老闆是在製作餐點時，鮪魚沙拉並不是從冰箱拿出來的，是嗎？那蔥抓餅呢？

Q妹　賣蔥抓餅都是以流動型攤販居多，因空間狹小，沒有冰箱，有的老闆會在下方放一個「置冰箱」。製作加味的蔥抓餅時，才會拿出鮪魚罐頭（通常是已開封的）。甚至，有些攤販老闆會將鮪魚罐頭跟其他材料，像：火腿、九層塔、蛋……，放在鐵板前方，以方便拿取。

蔡營養師　從妳說的餐點製作流程來看，妳的症狀很像「鯖魚科中毒」（Scombroid Poisoning）或稱組織胺的食物中毒（Histamine Poisioning）。所謂鯖魚科，是指呈現深紅色的魚肉，如：鮪魚、鯖魚、沙丁魚……等，這些魚肉含有較高的胺基酸，叫「組胺酸」（Histidine）。有一類我們稱之為「中溫型腐敗菌」的腸桿菌，這些腐敗菌會微量棲息在魚身上，當魚體死亡時，腐敗菌便會活化，通常沒有低溫冷藏或暴露在室溫太久的魚類，就會產生組織胺中毒。

Q妹
所以市場的魚攤販，底下都會鋪一層碎冰保鮮，防止細菌活化孳生。

 蔡營養師
沒錯，溫度與時間是重要關鍵，特別是像鮪魚、鯖魚這些魚類。當溫度大於 21℃ 時，腐敗菌生長速度就會升高，這類型的腐敗菌與一般菌有點不太一樣，它們會產生一種酵素叫「組胺酸脫羧酶」，專門把魚肉高比例的組胺酸轉變為一種物質叫「組織胺」。

 Q妹
我只聽過「抗組織胺」，感冒藥成分裡都會有這個。什麼是組織胺呢？

 蔡營養師
組織胺不是毒素，是人體本身就能製造的一種發炎物質。它是從一種胺基酸「組胺酸」轉變而來。人體在過敏、發炎時，免疫細胞會分泌大量的組織胺，因此會產生一系列過敏症狀，如：紅腫熱痛、皮膚搔癢……等。

 Q妹
假如因儲藏不當，導致魚類腐壞而產生大量的組織胺，並不是過敏現象，而是食物中毒嗎？

 蔡營養師
妳說得對極了！其實，生鮮魚類都可能含有微量的中溫型腐敗菌。儲藏時只要溫度控制在 7℃ 以下，大多可以

抑制腐敗菌生長。而特定幾種魚肉的加工品，如：鮪魚
罐頭或沙丁魚罐頭，所含的「組胺酸」特別高，罐頭打
開後若沒有適當冷藏，處於高溫下（室溫 >21°C）就會
加快腐敗菌的生長，造成組織胺中毒了。

那為什麼吃鮪魚生魚片，反而不會有這種症狀呢？

很好，妳抓到重點了。主要是「溫度」的差異。一般來說，
生魚片業者非常重視魚肉的新鮮品質，因此都會準備冷
藏櫃，並控制在 7°C 以下。可是使用鮪魚罐頭的小吃業
者，不見得都具備「低溫儲藏」的觀念，認為鮪魚罐頭
已是加工品，打開後，就算放在室溫下幾個小時，只要
吃起來、聞起來沒有異味，通常認為不會壞掉。但實際
上，只要溫度儲存不當，罐頭鮪魚可能已經產生組織胺。

**有些小吃業者把鮪魚沙拉放在加熱的鐵板前方，是不是
更容易增加組織胺的產生？**

沒錯，妳講到了另一個關鍵，當溫度來到 32°C 以上時，
腐敗菌的生長就會達到高峰，尤其鐵板加熱時，周邊溫
度都可能在 30°C 以上。有些早餐店或小吃業者認為鮪魚
放在鐵板旁邊，拿取很方便，因此不用特別冷藏。但其

實暴露時間越長，組織胺的生成就會增加，尤其是夏天，發生組織胺食物中毒的機會就會大增。免疫力較低的族群及年幼者、年長者、懷孕婦女，通常會有比較高的機會產生組織胺中毒。

 食物組織胺中毒有什麼樣的症狀呢？

 組織胺中毒只會發生在特定的魚類，如：鮪魚、沙丁魚、鯖魚……等。若食用汙染後的食物，數分鐘到幾個小時內就會產生症狀，具潛伏期短的特徵，中毒的症狀雖然類似「過敏」，但記得它並不是食物過敏，而是食物中毒。中毒的典型症狀如：舌頭、喉嚨的搔癢或類似麻麻的灼熱感、臉色漲紅、心跳加快，皮膚搔癢、起疹子等。

 所以，外面賣的鮪魚口味相關早點、小吃，就不要吃了？

 其實不用特別擔心，一般魚肉本身或多或少都含微量的組織胺，目前可被接受的安全範圍是 5 毫克以下／每100 公克（約 50 ppm）的魚肉，當組織胺高於 20 毫克時（>200 ppm），才可能產生中毒症狀。

本次搜查結論

1. 深紅色肉類的魚類，如：鮪魚、沙丁魚、鯖魚……等，不論是外食或自己烹煮，放在室溫下最好不超過 1 小時，若要長時間儲存，請至少要冷藏在 7℃ 以下。若是室溫解凍存放，請注意不宜超過 2 小時。

2. 鮪魚罐頭經過開封後，最好立即食用完畢，置於室溫下，一旦溫度大於 21℃，就會增加組織胺中毒的風險，並隨著暴露時間而增加組織胺的生成量。外食時，請注意食品業者的鮪魚罐頭（若已開封）是否有冷藏，若沒有冷藏，長時間暴露在外，建議不要食用。

3. 一般超商販賣的鮪魚相關食品，如：三明治、沙拉、手捲、潛艇堡……等，屬於開放式冷藏櫃，溫度通常在 18℃ 以下，因此可能有溫度不均及不夠低溫的缺點，這種情況下，購買之後，食物離開冷藏櫃，盡可能在 1 小時內食用完畢。

4. 開封後的鮪魚罐頭或相關製品，一般室溫放置請勿超過 1 小時。所以當妳看到早餐店事先做好的鮪魚口味三明治，特別是夏天，沒有冷藏儲存，在室溫下放置超過 1 小時以上，建議請勿選購。

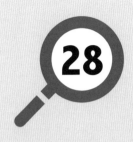

為什麼吃完奇異果、鳳梨等水果，舌頭、嘴巴會麻麻的，甚至耳朵也會癢癢的，這是食物中毒的症狀嗎？有什麼方法可以改善？

營養常識
隨堂考

對奇異果過敏的人，打成果汁或冷凍後食用，可幫助減緩舌頭跟嘴巴都麻麻的現象？

Yes　　No

Key Words　　奇異果過敏，鳳梨過敏，口腔過敏綜合症候群，花粉蛋白質，舌頭搔癢

蔡營養師診聊室 🔊

這天，Q妹在學生餐廳用餐，打開媽媽準備的愛心水果後，臉色就變了，心裡不斷第 OS「怎麼又是鳳梨啊！」這時蔡營養師走過來。

Q妹：蔡營養師，你來得正好，請教你喔，我小時候吃鳳梨、奇異果都沒什麼問題，長大後，反而在吃完鳳梨後，舌頭就會麻麻的，台語叫「咬舌」。吃奇異果更誇張，吃完後耳朵就會開始癢，特別是綠色的奇異果。這也是過敏現象嗎？還是水果不新鮮或沒洗乾淨？

蔡營養師：其實妳這種症狀很常見，一般我們稱之為 OAS。

什麼是 OAS？是一種過敏現象嗎？

Q妹

蔡營養師

OAS 就是 Oral Allergy Syndrome ，意思是「口腔過敏綜合症候群」。 在台灣我們很少聽過，但是在歐美卻蠻常見的。

OAS 簡單來說，它就是一種食物過敏。部分生鮮水果及蔬菜，其果皮含有一種類似花粉（Pollen）結構的蛋白質。花粉是最常見的環境過敏原，而過敏體質的人接觸這種食物時，就會引起局部的搔癢，主要是口腔部位，如：舌頭及嘴唇。如果本身有季節性過敏體質的人，更容易產生過敏症狀。

「花粉過敏」跟我們之前常見的過敏原，如：花生、芒果、堅果種子是相同的嗎？

Q妹

蔡營養師

嗯，稍微有點不同。廣義來說，食物過敏的現象是全身都可能發生，如：對牛奶過敏、花生過敏或海鮮貝類過敏的人，典型症狀都是全身性的，特別是皮膚，如：皮膚搔癢、起紅疹，甚至引起蕁麻疹，但 OAS 很不一樣。

OAS 通常只發生在口腔，也就是舌頭跟嘴唇覺得搔癢，只有非常少數的人可能會引起消化道的不適或皮膚起疹子。也就是說，OAS 是一種特異性的局部過敏。

Q 那為什麼我吃完奇異果後，耳朵也會覺得癢癢的？

 A 個人認為可能原因是，當妳吞嚥這些致敏食物時，連帶食物也會接觸喉部，以生理學結構來看，耳、鼻、喉三者部位是連接而貫通的，過敏原可能透過這樣的途徑，傳達到耳部，因此產生耳朵會有癢癢的感覺。

 Q OAS 需要治療嗎？

 A OAS 的症狀輕微，一小時後就會消退，而且侷限在口腔，如果沒有嚴重的過敏症狀，如：皮膚搔癢、消化道不適的問題，不用特別治療。也不需特別花錢吃抗組織胺、類固醇，或接受降敏療法……等，這些都是不需要的。

 Q 只有鳳梨跟奇異果才會引起 OAS 過敏嗎？其他食物也會嗎？

 A OAS 症狀以生鮮的水果為大宗。其中又特別以奇異果、鳳梨最常見，水果以外，部分的蔬菜及堅果種子，也都含有這些可能引起口腔過敏症狀的花粉蛋白質，例如：杏仁、蘋果、梅子、梨子、檸檬、紅蘿蔔、蕃茄、小黃瓜……等。

這麼多？可是這些食物我吃都沒問題耶？

 還是要看每個人的體質狀況，因為這些食物都含有類似花粉結構的蛋白質。以生鮮為主，加熱就可以破壞它，讓蛋白質結構變性。所以這也是為什麼吃到奇異果、鳳梨的人，有舌頭搔癢的症狀，但吃到果醬、鳳梨酥（含部分鳳梨果醬）或水果罐頭、水果乾，卻不會有任何異狀，主要是加熱殺菌的過程中，這些導致過敏的蛋白質都被破壞掉了。

 那有什麼方法可以改善呢？總不可能只吃罐頭、果醬或水果乾吧？

 吃生鮮水果絕對是最優先的！只要過敏症狀輕微，其實我都鼓勵以生鮮水果為主。

 是啊，可是我現在只要看到碗裡放著鳳梨切塊及奇異果，就會開始感到全身發麻⋯⋯

 當妳決定食用生鮮水果時（如：鳳梨、奇異果、櫻桃、桃子、杏果⋯⋯等），如果症狀輕微，不致於影響生活時，或許我們可以利用「減緩過敏原暴露」的原則，雖

然避開這些水果是最一勞永逸的方法，但也會相對失去這些水果帶來的營養價值與好處。只要透過以下三種小技巧，就可以幫助減緩妳的「口腔酥麻」感！

1. 食用前，先徹底削去水果外皮，食用果肉之前，再使用清水沖洗 2 ～ 3 次。盡可能減少過敏原的暴露。（原因：由於這些近似於花粉結構的蛋白質，也就是讓舌頭發麻的過敏原，多半出現在蔬果的外皮中。）

2. 可以嘗試食用冷凍水果，也就是將水果冷凍解凍後，再食用。（原因：利用冷凍方式，讓部分過敏原蛋白質變性，減少過敏原暴露。）

3. 打成果汁飲用。（原因：生食水果時，因需要咀嚼，這些潛在的過敏原會在口腔停滯較久的時間。改以飲用果汁的方式，可以縮短暴露時間。當食物進入消化道時，人體的胃酸及消化酵素會破壞蛋白質結構，使蛋白質變性，這也是為什麼，有過敏體質的人，食用這些食物後，通常僅出現局部的口腔過敏症狀，而不至引起全身性過敏反應。）

本次搜查結論

1. 有些水果含有類似花粉結構的蛋白質，多存在果皮，有的人吃了舌頭會麻或耳朵癢，但大部分侷限於口腔部位，我們稱之為「口腔過敏綜合症候群」（Oral Allergy Syndrome，簡稱 OAS）。簡單來說，這就是一種食物過敏症狀。

2. 透過一些技巧，像充分削去外皮、冷凍、打成果汁等食用方式，可以減少這類花粉蛋白質的暴露，還是可以享受這些水果帶來的酸甜滋味。

29

國外流傳最省錢、環保的「補鈣」妙招：蛋殼別丟掉，磨粉吃可補鈣。這樣吃安全嗎？

營養常識
隨堂考

蛋殼磨粉，如果沒有清洗及加熱，可能有細菌中毒、重金屬及抗生素的問題？

Yes　　No

Key Words　　蛋殼，沙門氏桿菌，碳酸鈣，食品添加物，營養添加劑，重金屬，抗生素

蔡營養師診聊室 🔊

這天 Q 妹傳了一個訊息給蔡營養師，說她的朋友去南美洲玩，發現當地人有吃蛋殼的習慣，就是把蛋殼磨成粉來吃，聽說可以補充鈣質，於是請教蔡營養師的看法。

Q 妹：蔡營養師，我知道蛋殼可以放在盆栽堆肥，但是補鈣這件事，就有點遲疑了。

蔡營養師：因為蛋殼約有 70 ～ 90％由「碳酸鈣」組成。碳酸鈣俗稱石灰，是自然界最豐富的礦物鹽類。平均一顆中型蛋，就可提供含 2000 毫克的鈣質。

Q 妹：2000 毫克的鈣？大概等於八杯（每杯 240 c.c.）牛奶的鈣質！

蔡營養師：市面上的鈣片或營養補充劑，有些也添加了「碳酸鈣」，與蛋殼的「碳酸鈣」是一樣的成分喔！

Q妹　所以，吃蛋殼粉補鈣的說法，是千真萬確的？

 蔡營養師　理論上來看，蛋殼粉補鈣，聽起來沒什麼不妥。但我還是要提醒妳，飲食安全更重於營養。如果有食安疑慮，再這麼營養的食物也不能吃的。

 Q妹　吃蛋殼粉的疑慮，又是什麼呢？

 蔡營養師　蛋殼粉補鈣，有三大食安疑慮，如果這些疑慮能夠被解決的話，基本上，我個人不反對吃蛋殼粉補鈣。

第一大疑慮是，蛋殼最好磨成超級細粉，以避免刺傷喉嚨或食道。由於蛋殼質地粗糙、堅硬，若沒有專門精細的磨粉機，想要在家自製蛋殼粉，以為搗碎蛋殼就 OK，那可是有風險的。蛋殼碎片，或許肉眼看來已經很細小，但它的質地終究很堅硬，吞嚥之後，可能刺傷、甚至摩擦食道，特別是老年人及小朋友，要格外注意。

第二大疑慮：就是病原菌的潛在汙染。家禽產蛋過程中，蛋殼會接觸生殖腺及消化道，其中，以「沙門氏桿菌」中毒為最常見的案例。除非，妳蒐集的蛋殼是烹煮後的蛋，如水煮蛋或茶葉蛋，也就是已經煮熟後的蛋就沒有食安顧慮。但若是蒐集來的是生蛋殼，那就「食在」不安心了。

嗯，所以說，加熱後的蛋殼會比生蛋殼更安全。那第三大疑慮呢？

 最後的疑慮就是重金屬及抗生素了。在蛋殼的組成裡，有 70 ～ 90 ％是碳酸鈣。而市售的補充鈣的營養保健食品中，雖然有一部分也有添加碳酸鈣，不過這兩者之間還是有差異的。像鈣片添加的碳酸鈣必須是食品等級，為保障消費者的權益，在台灣，額外添加的鈣必須要合乎食品添加物的「營養添加劑」規格。例如：碳酸鈣的純度要夠，達到 98 ％以上，盡可能降低雜質。而總重金屬必須低於 30 ppm，重金屬的「砷」及「鉛」都不可超過規定上限。這樣才可以確保碳酸鈣的高純度，及降低有害重金屬的雜質。

此外，以科學背景來看，不論是海洋生物的貝殼類，如：牡蠣殼，或者家禽類蛋殼，外殼組成受環境影響很大，部分重金屬會容易沉積在外殼上。應該這麼說，我們擔心的其實不是蛋殼那百分之九十的碳酸鈣，而是剩下百分之十的其他成分或雜質。近來許多研究也有檢測到，蛋殼成分含 5 種常見重金屬：砷、鉛、汞、鎘、銅，不同地區及環境所生產的蛋，重金屬含量差異更大。除此以外，近來的衛生抽查檢驗，更發現蛋殼還有抗生素殘餘的疑慮呢。

本次搜查結論

蛋殼補鈣固然環保又經濟，但有三點食安隱憂仍需注意：

1. 蛋殼碎片質地堅硬，若未使用專門機械來研磨成粉，細碎的蛋殼片，不但可能降低食品口感（吃起來沙沙的），也可能增加刺傷喉部、食道的風險。

2. 多數小吃業者或烘焙店都使用未經清洗的生蛋，家禽類的蛋，因生產時經過生殖腺及消化道，若未經清洗、加熱，易有「沙門桿菌」汙染、中毒的風險。

3. 多數動物外殼，如：牡蠣殼、蛋殼……等，多是碳酸鈣再聚合其他的金屬礦物及蛋白質沉澱累積而成。蛋殼組成的 90％ 是碳酸鈣，而剩下 10％ 為其他雜質及重金屬。故家禽類產蛋時，蛋殼組成也易受環境影響，包括「砷、汞、鎘、銅、鉛」等有害重金屬沉積及抗生素殘餘的疑慮。所以，在以上三點食安隱憂混沌不明之前，切勿自行蒐集蛋殼，在家 DIY 磨粉補鈣。

30

外表「黑金」的珍珠粉圓，看來誘人，有些其實是加了「焦糖色素」，這種人工色素吃了安全嗎？

營養常識
隨堂考

焦糖色素以砂糖為基底而提煉，屬於天然色素，非人工合成或化學製造？

Yes　　No

Key Words　　焦糖色素，食品添加物，著色劑，4-甲基咪唑，銨鹽化合物

蔡營養師診聊室

這一天，Q妹拎了一杯珍珠奶茶，端視了許久。

蔡營養師見狀，開玩笑説：Q妹，怎麼不喝呢？妳以為珍珠奶茶裡會藏黃金嗎？

Q妹：蔡營養師，我在研究這粉圓的顏色，真是黑得太不自然了。我自己曾經試著做過手工粉圓，顏色比較淡，像是琥珀一樣的顏色，放在奶茶裡幾乎看不出來。可是你看我手上的這一杯，烏溜溜的珍珠，看起來很漂亮，簡直就是藝術品！

Q妹

外面賣的手搖珍珠奶茶，珍珠是不是都有加焦糖色素？

蔡營養師

Q妹，妳講到關鍵了。一般機器做出來的珍珠粉圓，因為大量生產以及降低成本的關係，有些會添加「焦糖色素」，讓珍珠看起來呈現深棕色或黑色，也會有股淡淡的焦糖香氣。

Q妹

我原以為焦糖色素只在可樂、沙士以及一些餅乾才會添加，原來連「國民飲料」珍珠奶茶也淪陷了。

蔡營養師

別緊張，焦糖色素在國際上是可合法使用的一種著色劑。在台灣，也是合法的食品添加物。

Q妹

食品添加物的焦糖色素跟我們手工炒的黑糖，差別在哪裡呢？

蔡營養師

其實原理一樣，妳之後上食品化學課就會學到「焦糖化」作用，也就是碳水化合物經由高溫加熱產生的一種聚合反應。通常以蔗糖當原料，也就是一般俗稱的砂糖，經過高溫炒焙後，大致上就形成黑糖的雛形了。

Q 如果只經過高溫加熱這麼簡單，那焦糖色素可以視為是
天然的嗎？

A 不，雖然焦糖色素是以砂糖為基底再加熱，但過程中通
常會與酸、鹼化學藥劑反應，最後再以其他的化合物，
如：銨鹽、亞硫酸鹽化合物作用。所以，我們視為是人
工色素，而非天然色素。

國際上用於食品的焦糖色素分四類，即第 1、2、3、4 類。
以台灣來說，不論哪一類的焦糖色素，都是可以合法使
用在食品上的，這其中當然也包括珍珠的上色囉！

Q 蔡營養師你看喔，我用 Google 搜尋焦糖色素，其中有
一則提到，焦糖色素有一種具爭議的有害成分叫「4-甲
基咪唑」（4-Methylimidazole，簡稱 4-MEI），據說
它具有細胞的致突變性，美國國家毒物中心（NTP）也
把它列為對生物體有害的毒性成分之一。那這樣焦糖色
素還算安全嗎？

A 是的。焦糖色素確實含有「4-甲基咪唑」這個成分，而
在一些動物實驗則觀察到，這些成分對細胞可能有致突
變性及基因毒性。不過，在人體的臨床研究上，則還未
觀察到。

Q妹

若是動物實驗結果有負面的影響，聽起來就讓人「食」不安心了啊！

 蔡營養師

有基本的警覺性是好的，但過度恐慌是沒有必要的。剛才提到焦糖色素分為 4 類，第 1 類叫「普通焦糖」，第 2 類叫「亞硫酸鹽焦糖」，這二類都是不含「4-甲基咪唑」這個具爭議的有害成分。

為什麼焦糖色素會產生「4-甲基咪唑」呢？是因為在製造過程中，業者使用了「銨鹽化合物」這個物質，使用合法的「銨鹽」可以幫助製取焦糖色素。而第 3、4 類焦糖色素就含有「4-甲基咪唑」。

 Q妹

那第 3、4 類的焦糖色素，就是比較危險的囉？

 蔡營養師

不論哪一類的焦糖色素，在台灣都已經建立嚴格的食品添加物規格標準，包括「4-甲基咪唑」「重金屬」都有限量規定。只要使用合法來源，建議領有合法、有效的「食品添加物許可證」，這樣就可降低多數的食安疑慮了。

此外，美國食品藥物管理局（FDA）及歐盟食品安全局（EFSA）也聲明，以目前證據來看，存在焦糖色素裡的「4-甲基咪唑」，只要遵守國際規範，對人體健康並無直接的負面影響。

若是業者非得使用焦糖色素不可，個人還是會建議優先
使用第 1、2 類不含「4-甲基咪唑」的焦糖色素，來減少
消費者的疑慮。

**若真的要使用焦糖色素，當然選擇比較沒有風險的，不
然只能少喝了。**

對消費者來說，這並不是件容易的事。因焦糖色素使用
量少、成本低、賣相好，所以廣受食品業者喜愛，別說
珍珠粉圓，舉凡碳酸飲料、可樂、餅乾、甚至調味料的
醋、燒烤醬料都可以使用焦糖色素。標示上，也只會寫
「焦糖色素」，不會特別標註是第幾類。所以，消費者
在選擇上是有難度的，只能退而求其次，看到「焦糖色
素」的字眼時，可以自行決定買或不買。

另一種可以判別的方法是，色澤的強度和編號成正比，
簡單說就是，第 4 類焦糖色素的顏色最深，顏色由深到
淺依序為編號 4>3>2>1。1 類是普通焦糖，雖然比較安
全，但顏色卻是最淺。當業者基於成本考量，只要使用
少量就可以達到目標顏色，個人推測，食品業者使用第
4 類、第 3 類的機會較多。

本次搜查結論

1. 外表「黑金」的珍珠粉圓，渾圓飽滿看來誘人，其實有些加了「焦糖色素」。焦糖色素是可合法使用的「著色劑」，廣泛使用在汽水、餅乾、醬料……等。

2. 在台灣，只要業者選擇合法來源，有「食品添加物許可證」的焦糖色素，內容規格遵守國際規範，安全性就有保障。

3. 焦糖色素有第 1、2、3、4 類。爭議的毒性成分「4-甲基咪唑」只會出現在第 3、4 類，乃因製程使用「銨鹽化合物」之故。一般食品標示只會寫「焦糖色素」，消費者難以判斷焦糖色素的分類。若妳在乎「天然ㄟ尚好」，看到成分標示出現「焦糖色素」，最好的方法就是選擇不買。

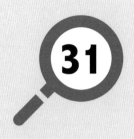

31

「冷飯熱炒」最好吃，所以大家經常拿隔夜飯來炒飯。以食品安全的角度來看，是正確的嗎？

營養常識
隨堂考

為了安全，「隔夜飯」最好要「充分加熱」到90℃以上至少5分鐘？

Yes　　**No**

Key Words　隔夜飯，仙人掌桿菌中毒，炒飯症候群，低溫儲藏，熱藏

蔡營養師診聊室))

這天 Q 妹拎著一盒盒熱呼呼的油飯,在路上,巧見蔡營養師。

Q 妹:蔡營養師,這盒油飯請你吃。這可是我排了好幾個月才等到的知名油飯,還是熱呼呼的喔!

蔡營養師:不用了,我剛吃飽飯,謝謝 Q 妹。不過有一件事要提醒妳,煮熟後的澱粉食物,特別是米飯,我不建議放在室溫下太久。

Q妹 蔡營養師，如果把熱的飯菜直接放到冰箱，不但冰箱容易壞，食物口感也欠佳對不對？

 蔡營養師 不是口感欠佳這麼單純而已喔，這可是有風險的。Q妹，妳自己在做炒飯時，是不是習慣用隔夜飯來炒呢？

 Q妹 聽很多大廚或是小吃業者的經驗，若要炒出粒粒分明又美味的炒飯，一定要用隔夜飯來炒，難道也有安全上的顧慮嗎？

 蔡營養師 煮熟或蒸炒過後的澱粉食物，特別是米飯類，有時為了要刻意放涼不會加蓋，或盒子沒有密封，讓米飯完全暴露在空氣中，就容易有「仙人掌桿菌」（Bacillus cereus）中毒的風險。「仙人掌桿菌」因細菌周圍佈滿了纖毛，很像仙人掌的外型而得名。而它的另一個名稱叫做「蠟狀芽孢桿菌」。以微生物學來說，它會產生芽孢，所以耐熱溫度比一般細菌來得高，並會在產生芽孢後釋放一種「腸毒素」，通常要加熱到 90℃ 以上，至少 5 分鐘，才能完全消滅。

仙人掌桿菌的芽孢廣泛存在自然界，如空氣、土壤，甚至連昆蟲都是攜帶者。以最近五年的台灣食品中毒分析來看，「仙人掌桿菌」是榜上有名的。因為仙人掌桿菌的繁殖溫度很廣，從 10℃ 到 50℃ 都可以生長，特別是

30℃ 左右，生長速度最快，而產生芽孢後，耐熱溫度又更高，至少可來到 70℃。

「仙人掌桿菌中毒」會有什麼症狀呢？

「仙人掌桿菌中毒」分為「嘔吐型」及「腹瀉型」兩種。「嘔吐型」的中毒好發時間較短，通常 0.5 ～ 3 小時內，「腹瀉型」則較長，可能長達 1 天。「嘔吐型」常發生在煮熟後的澱粉食物，最常見就是米飯類放在室溫下（20~30℃）過久，如果又沒有東西覆蓋，很容易就會受到空氣散播的芽孢汙染或攜帶芽孢的昆蟲汙染。而「腹瀉型」比較常發生在受到汙染的肉汁、濃湯、肉製品、奶製品或果醬。

所以若是吃了未冷藏又未封蓋的隔夜飯，就很危險對吧？

沒錯，重點就在「溫度」以及「暴露環境」。當煮熟的米飯沒有東西覆蓋或密封，直接暴露在空氣中，就會增加「仙人掌桿菌」芽孢的暴露跟傳播的機會。

最近美國流行一個詞叫「炒飯症候群」，它指的就是在美國的中式餐廳所提供的炒飯類食物，有些顧客在食用了之後，便產生噁心及嘔吐的症狀，經過糞便檢體檢測，往往都是「仙人掌桿菌中毒」居多。

炒飯已經是高溫加熱過了，怎麼還會中毒呢？

 因為有些業者會使用隔夜飯來炒飯，隔夜飯放越久，汙染的可能性就越高。如果是炒大分量，一次提供給二、三十人的炒飯，拌炒時很容易受熱不均勻，就可能沒有完全殺菌。

一般仙人掌桿菌的菌體本身，只要加熱到 70°C 以上至少 20 分鐘就能殺滅，產生芽孢之後，至少要加熱到 90°C 以上至少 5 分鐘，才能殺滅。再加上儲藏方式，若未注意溫度與直接暴露於空氣中，就更可能發生「仙人掌桿菌」中毒。

 那麼，低溫究竟要多低，熱藏又要多高才好呢？

 仙人掌桿菌的繁殖溫度是 10 ～ 50°C，對預防一般微生物食品中毒來說，冷藏至少要 5 ～ 7°C 以下，熱藏至少得達 65°C 以上。

過去，台灣曾發生學校集體食物中毒案例，初步推測，疑似是便當裡的馬鈴薯沙拉放置室溫過久的緣故。馬鈴薯沙拉是煮熟的澱粉類食物，因為是冷食料理，故不需再經過覆熱、加熱，這種沒有經過加熱的熟食澱粉類也很危險，沒有低溫保存，也易有「仙人掌桿菌」中毒的風險。

Q妹 對了，蔡營養師，之前到日本玩的時候，新幹線賣的便當幾乎都是冷的，是不是就比較沒有這方面的問題？

蔡營養師 其實我也注意過，與其說是日本鐵路賣的是冷便當，不如說是「冰便當」。他們一大早就供應「冰便當」，有些應該是前一天晚上做好的。當妳購買時，店員才會從冰箱拿出便當。重點是，妳看他們的便當，包材複雜，一層又一層的包裝，幾乎隔絕了外界的汙染，當然缺點是不太環保，不過，低溫冷藏外加完整密封包裝，是他們的便當很少發生食物中毒的原因。

Q妹 像在台灣，每到中午時，就會看到學校、公司附近有好多流動型攤販在賣便當，往往都只是綁個橡皮筋而已，便當的空隙很大，空氣很容易就跑進去，在餐車上從十一點半賣到一點多，放在室溫下也快二個小時，很令人擔心。

蔡營養師 是啊，特別是夏天，外食族可要睜大眼睛了！不過話說回來，隔夜飯雖有風險，只要注意低溫冷藏，或者要吃之前，再充分加熱（至少 90℃ 以上 5 分鐘），或是用微波加熱，至少選擇中火強度 1 分鐘，也是個簡便又安全的方法。要防範「仙人掌桿菌中毒」也是能 100％ 做到的喔！

本次搜查結論

1. 煮熟或炒熟後的澱粉食物，特別是米飯類，放在室溫下最好不超過 1 小時較安全，並注意不要直接暴露在空氣中。長時間儲藏時，請冷藏於 5 ～ 7℃ 以下，或熱藏 65℃ 以上，可大幅減少「仙人掌桿菌」的繁殖條件，預防食品中毒發生。

2. 「隔夜飯」最好要「充分加熱」到 90℃ 以上 5 分鐘，大量拌炒時，要注意可能會加熱不均，因此，延長加熱的時間就是關鍵，以避免所謂的「炒飯症候群」發生。

3. 冷飯覆熱之前，使用微波加熱也不失是一個簡便的方法，可以利用微波原理殺滅細菌，提高食物表面的溫度。火力強度最好選擇中火以上，至少加熱 1 分鐘。

32

外帶熱食不使用塑膠袋，改用紙盒，就能減少塑化劑的接觸嗎？進口蘋果所塗的一層蜜蠟，又是從哪來的，吃了會不會傷身？

營養常識
隨堂考

一次性使用餐具（紙、碗、盤）因為是紙類，可以裝 100℃以上熱食，不用擔心塑化劑溶出？

Yes　　No

Key Words　塑化劑，一次性使用餐具，聚乙烯（PE），塑膠淋膜，耐熱溫度，食用蠟

蔡營養師診聊室))

Q妹：塑膠在我們的生活裡，真的是「無塑不在（無所不在）」啊！蔡營養師，你會跟我一樣，如果外帶熱食，會請老闆不要使用塑膠袋嗎？

蔡營養師：當然能不用塑膠類製品就盡量不用。

Q妹：有時我會問小吃店老闆，外帶時可不可以用紙盒裝，不要用塑膠袋，其實就是希望減少塑化劑溶出的風險。

蔡營養師：其實，這些只限一次性使用的紙類餐具，也是含有塑膠成分的。像：飲料紙杯，外帶小吃的餐盒、紙碗、紙盤等，大部分都是複合材質。當然也包含塑膠。

紙類餐具是複合材質？可是我摸起來，100% 都是紙張耶？

Q妹

蔡營養師

沒錯，紙張是材質的主體。但為了防水及減少空氣的穿透性，以達到食物的保存效果，多數餐具業者在紙盒內面，也就是所謂的「食品接觸面」，塗上一層薄薄的塑膠膜，我們稱之為「塑膠淋膜」。少部分的業者也會上一層蜜蠟，不過，蜜蠟摸起來反而滑滑的，也比較有異味，且成本又高。現在大部分業者使用的淋膜材質以塑膠居多。其中又以 PE 最常見，可分為耐熱溫度較高的 2 號「高密度聚乙烯」（HDPE），耐熱度約 90 ～ 110℃。另一種耐熱較差的，是 4 號「低密度聚乙烯」（LDPE），耐熱溫度是 70 ～ 90℃。有的也會混入一些耐熱溫度較高的 5 號材質「聚丙烯」（PP），耐熱溫度可高達 90 ～ 140℃。

按照現行法規，一次性使用餐具都要標示材質及耐熱溫度。但是，小吃業者通常是一大批的餐具買進來，通常只在最外層的包裝上有標示，散裝的單一紙盒或紙杯就不會有標示了，所以消費者也無從得知是什麼材質。

Q 這些含有「塑膠淋膜」的餐具紙盒，也是有塑化劑溶出
的疑慮囉？

A 「塑膠淋膜」其實是一種現代化的食品包裝技術，它有
防水、防止空氣穿透的優點，全世界都已盛行。除了一
般餐飲店，其實連速食店裝薯條或漢堡的盒子，有些也
會上一層「塑膠淋膜」。不過有兩點還是請 Q 妹特別注
意：
第一點是注意「塑膠材質比例」。比方說，如果妳外帶
一盒炒麵，直接用紙盒裝，我覺得 OK，但如果含較多
湯汁食物，有的小吃業者會用塑膠袋裝取，避免湯汁流
出來，之後再放進紙碗、 紙盒，這樣風險就會增加了！
因為，塑膠袋的組成，100% 比例都是塑膠單體，特別是
PVC 材質的塑膠袋，耐熱溫度最低，只有 60℃。PVC 也
含有氯，與熱食接觸後，容易釋出產生有毒成分氯氣。
至於紙盒餐具的「塑膠淋膜」，紙張比例約 99%，塑膠
比例可能只有 1%，以暴露風險來說，兩者差距甚遠。

Q PVC 的塑膠袋比較便宜，我猜應該很多業者使用。那還
是自己準備不鏽鋼的餐具，環保又安全。那第二點呢？

A 第二點是注意「食品溫度」。剛才提到，現在紙盒餐具
的「塑膠淋膜」大部是 PE 或 PP 混合，耐熱溫度最低至

少 70℃，「塑膠淋膜」其實非常地薄，妳摸起來幾乎感覺不出來。因為它主要還是以紙張為主體，塑膠的比例很低，可能連 1% 都不到。再來，「塑膠淋膜」大部分是使用 PP 或 PE 材質，它們都具有耐酸、耐鹼及耐油特性，而 PE 最低耐熱溫度是 70℃。所以，使用這些紙盒餐具裝取一般熟食，如：炒飯、炒麵、炸薯條、披薩等，我個人覺得都不用太擔心。

Q妹

那小火鍋呢？或是剛煮好的湯麵？這些用紙類裝如何？

蔡營養師

相較固體，熱食的液體的表面溫度比我們想像的還高，特別是剛煮好的湯麵或小火鍋，可能來到 100℃，這就不是一般的熟食囉，而是「燙食」！「耐熱溫度」是物理現象的指標，表示塑膠產生異常現象的起始溫度。溫度越高，破壞塑膠的程度就越大，所以釋放出來的塑化單體或塑化劑的風險就會增加！

Q妹

說到「塑膠淋膜」，另外我還有個類似的疑問。賣場賣的蘋果、梨子看起來都好漂亮，聽說也是經過打蠟的，跟「塑膠淋膜」相關嗎？

使用在水果表皮的蠟，與紙盒餐具使用的「塑膠淋膜」，目的上兩者有點相似，但成分完全不同。因為蠟不是塑膠材質。蘋果上蠟，除了美觀之外，更重要是能防止果皮內的水分散失，延長儲藏期限。而果皮表面有些肉眼看不到的孔洞，打蠟如同形成一個保護膜，可以隔絕外界汙染。

那些「臘」是怎麼來的？跟地板的打蠟該不會是同樣的成分吧？

當然完全不同。這些蠟必須是食品等級才可以使用，在台灣以食品添加物第七類的「品質改良用、釀造用及食品製造用劑」管理，也限用在水果表面的披膜上。

我還聽過一種蜜蠟，所以是從蜂蜜提煉的嗎？

蠟的來源有天然、生物及人工合成。天然的像蜂蜜、米糠、棕櫚果實，生物來源像蟲膠，至於人工合成的食品蠟，其實是來自石油提煉的。

不論是天然、生物還是人工合成的蠟，使用食品的蠟，必須是合法的食品添加物，才能確保都有經過嚴謹的食品安全性評估，才能允許使用於食品上。

Q妹
那以後吃這些蘋果之前，要充分洗淨才行？

 蔡營養師
清洗蘋果也是有學問的，如果要充分的洗去果皮上的蠟，可試試以下國外流行的方法：首先，使用約 30 ～ 40℃ 溫水，用流水方式清洗，至少 10 分鐘。清洗完後，妳可以準備一盆溫水，放 1 湯匙 5 c.c. 水果醋、檸檬汁或 1 湯匙食用級的蘇打粉，清洗果皮。洗完後，再用清水沖洗乾淨。要吃之前，甚至妳可以用一點點的食用醋擦拭果皮，這樣就可以去除表皮上的蠟了。

 Q妹
原來有這麼多的方法可以使用，可是，如果真的……不小心吃到蠟怎麼辦？會不會傷身？

 蔡營養師
Q 妹，這點妳也不擔心。只要業者使用合法的食品添加物，都是安全的。況且，蠟的分子結構，我們人體內沒有消化酵素去分解它，所以如果真的吃進一點點蠟，它會直接進入消化道，隨著糞便排出體外，身體並不會吸收它。目前，現有的科學證據，也未見過食用蠟會對人體健康產生負面的影響。

本次搜查結論

1. 一次性使用餐具（如：紙盒、碗、盤、杯……等），部分業者為了防水，增加保存性，會在內部會使用一層薄薄的「塑膠淋膜」。塑膠淋膜多由 PE、PP 混合，且比例極低，具有耐油、耐酸鹼的特性，一般最低的耐熱溫度約 70℃，盛裝固體熟食，如：炒飯、米粉、薯條……等，一般不會有塑化劑釋出的疑慮。然而，接觸 100℃ 的液體湯汁的食物，往往超過耐熱溫度 70℃，塑膠一旦遇高溫，釋出的塑化劑風險就會增高。

2. 購買這些一次性使用餐具，請注意材質標示及耐熱溫度。通常 PP 耐熱溫度較高，優於 PE。PVC 材質耐熱較差、也不耐油、耐酸鹼，且有釋放毒性成分「氯氣」的疑慮。因此，塑膠淋膜，建議順序是 PP>PE>PVC。此外，塑膠淋膜主要還是以紙類為主，塑膠比例很低，只要注意溫度，消費者在使用上不需太擔心。

3. 為了降低水果的水分散失，增加保藏期限及美觀，有些水果的果皮會上一層蠟，如蘋果。這些「食用蠟」以食品添加物管理，必須是食品等級才能使用。食用之前，可先用溫水沖洗至少 10 分鐘，再以水果醋、檸檬汁浸

泡或擦拭果皮表面，最後再沖洗，就能去除多數的蠟。食用蠟不被人體所分解及代謝，即使微量誤食，多半會隨著糞便排出，通常並無健康上的隱憂。

綠蠹魚 YLP32

營養關鍵 ③2 問：
破解飲食迷思與不實傳言，蔡營養師的健康生活 Q&A，
教你這樣吃最健康

作　　者　　蔡正亮
特約編輯　　李亮瑩
封面設計　　比比司設計工作室
內頁排版　　費得貞
插　　畫　　孫傳莉
行銷企畫　　沈嘉悅
副總編輯　　鄭雪如

發 行 人　　王榮文
出版發行　　遠流出版事業股份有限公司
　　　　　　100 臺北市南昌路二段 81 號 6 樓
　　　　　　電話　02-2392-6899
　　　　　　傳真　02-2392-6658
　　　　　　郵撥　0189456-1
　　　　　　著作權顧問 —— 蕭雄淋律師

2019 年 6 月 1 日 初版一刷
售價新台幣 300 元（如有缺頁或破損，請寄回更換）
有著作權 · 侵害必究　Printed in Taiwan
ISBN　978-957-32-8556-4

ib 遠流博識網　遠流博識網 www.ylib.com　E-mail: ylib@ylib.com
　　　　　　　　遠流粉絲團 www.facebook.com/ylibfans

國家圖書館出版品預行編目（CIP）資料

營養關鍵 32 問：破解飲食迷思與不實傳言，蔡營養師的健康生活 Q&A，教你這樣吃最健康 / 蔡正亮著.
初版 . 臺北市：遠流，2019.06 / 240 面；14.8X21 公分 . --（綠蠹魚：YLP32）
ISBN　978-957-32-8556-4（平裝）
1. 營養 2. 健康飲食
411.3　　　　　　　　　　　　　　　　　　　　　　　108006644